45歳で初めてママになりました。

私の不妊治療・妊娠・出産のすべて

YouTuber あいり

扶桑社

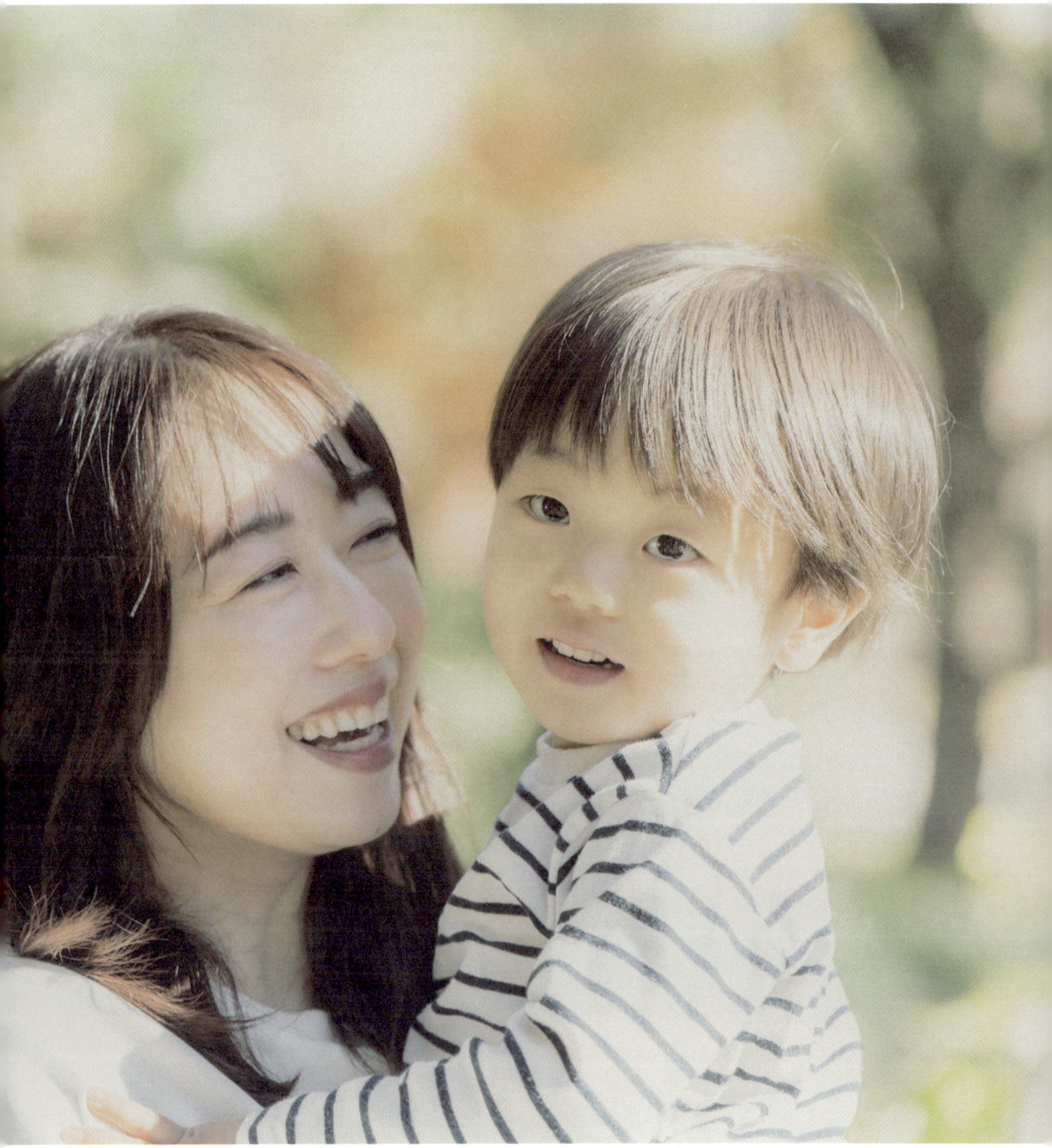

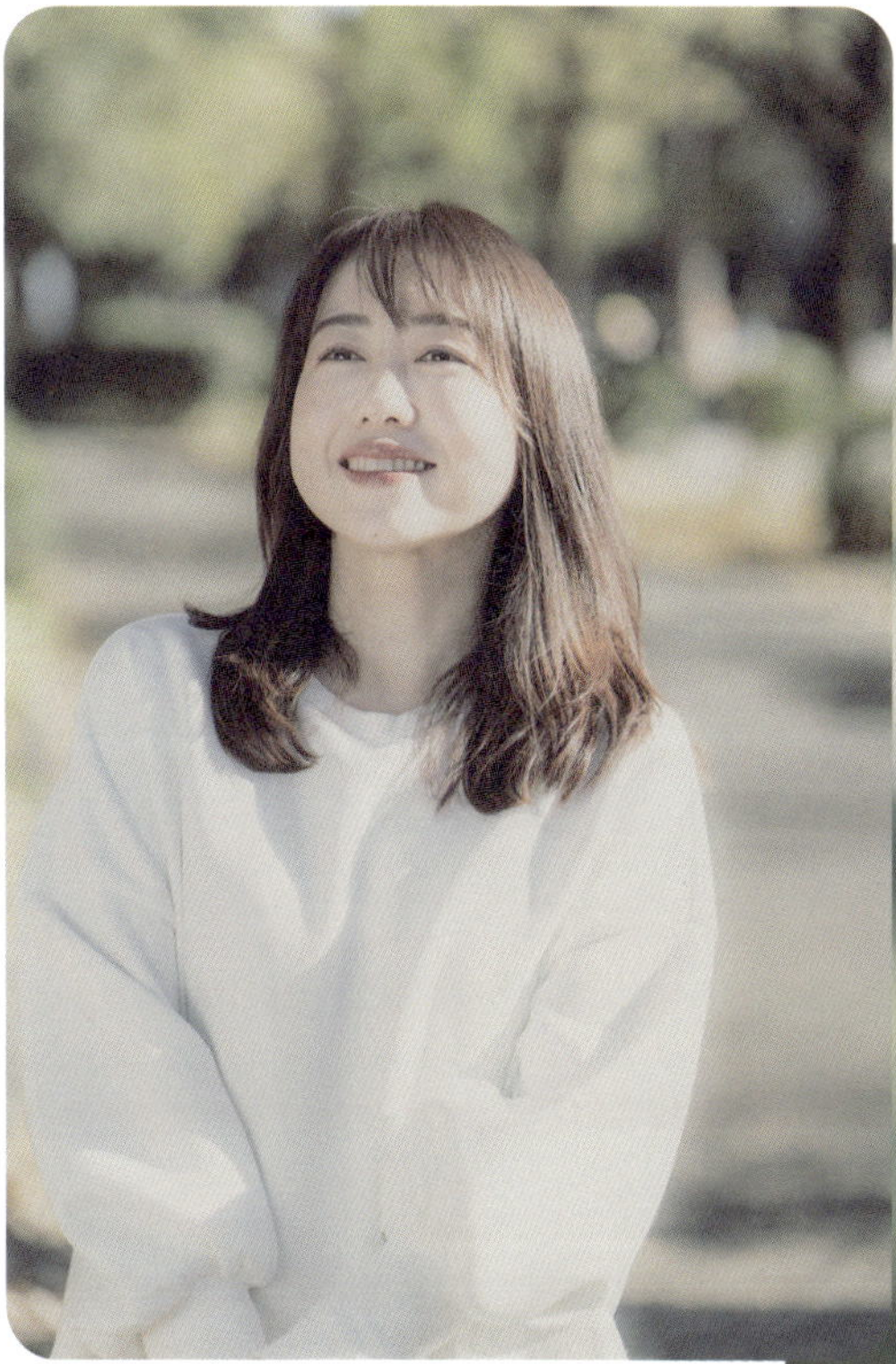

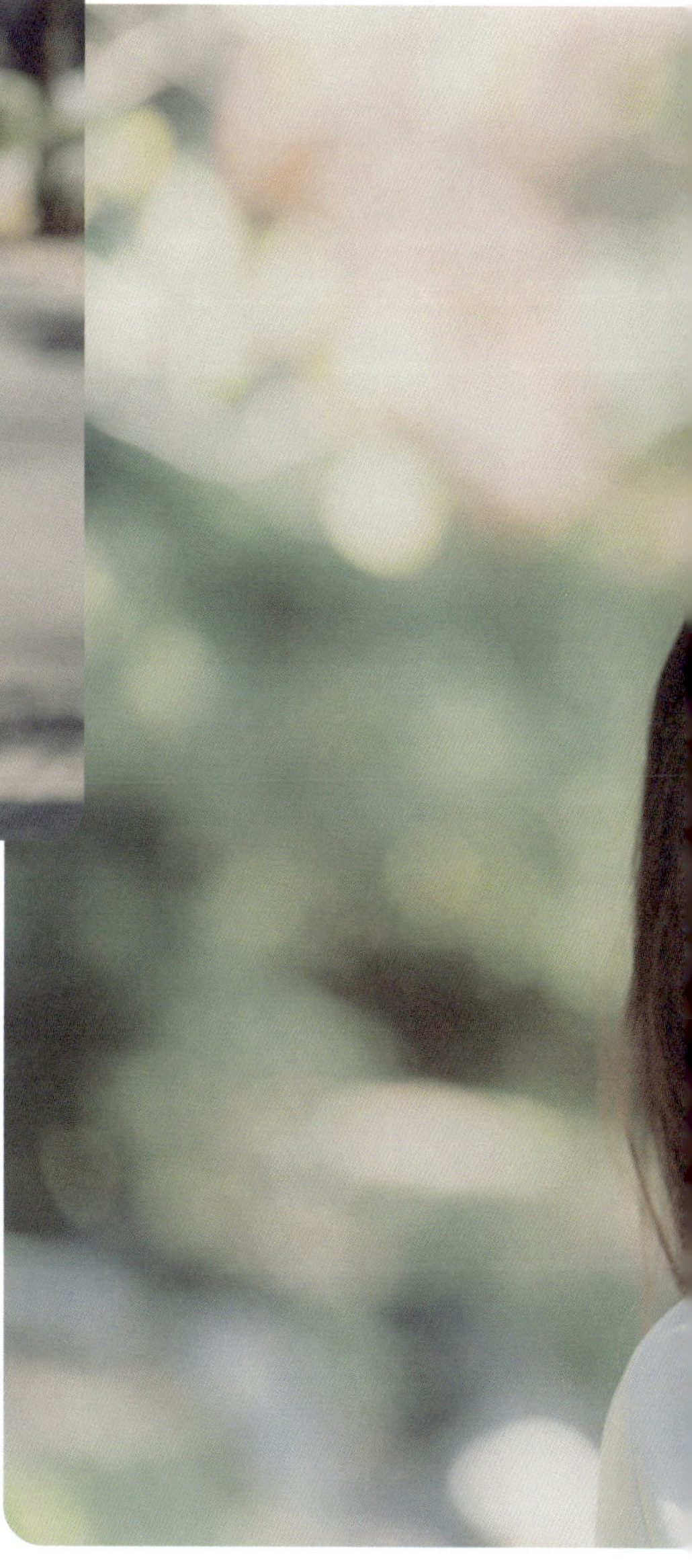

ゴールのない道
出口のないトンネル
ずっと暗闇の中にいたけど
進めば必ず光が見える

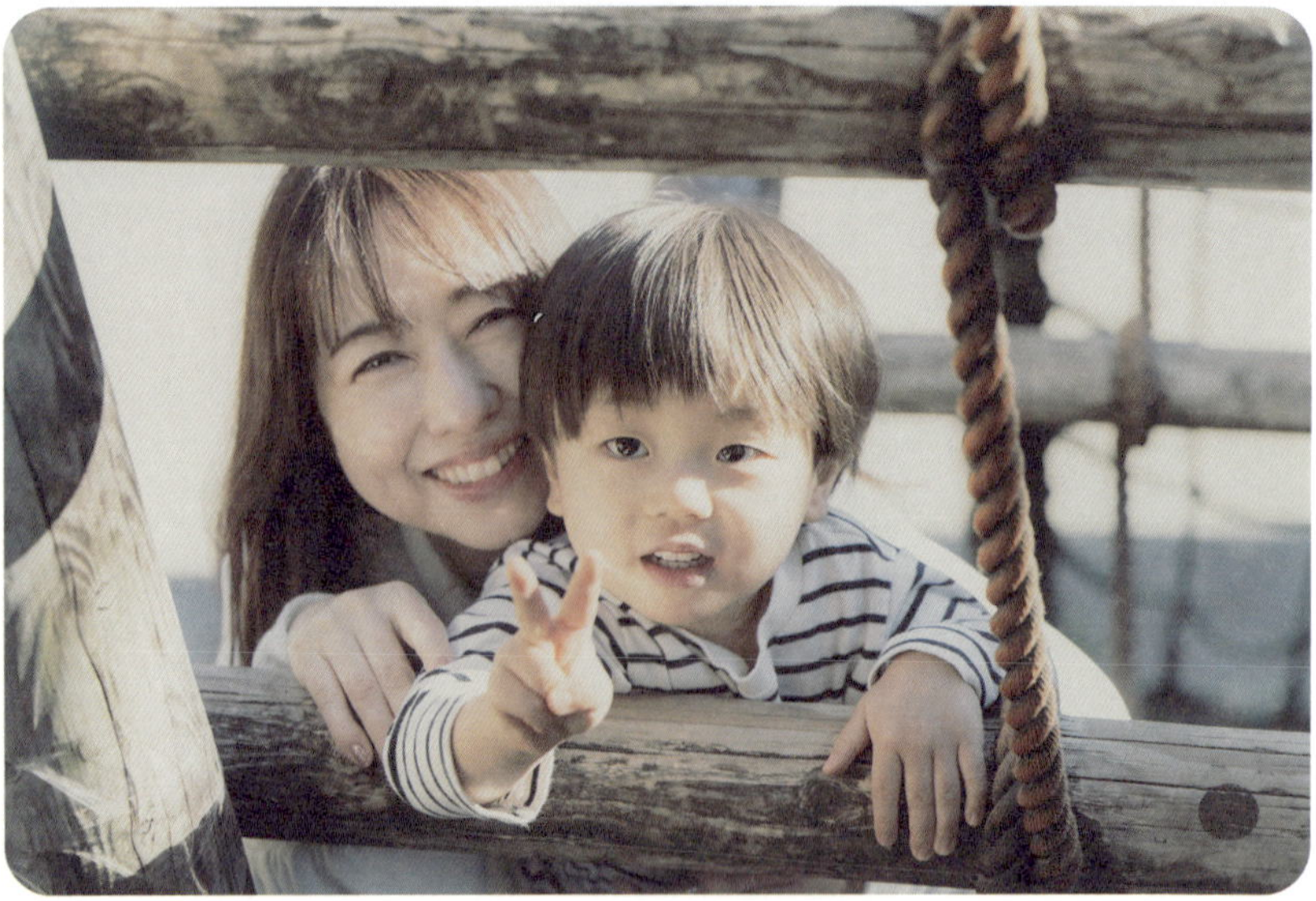

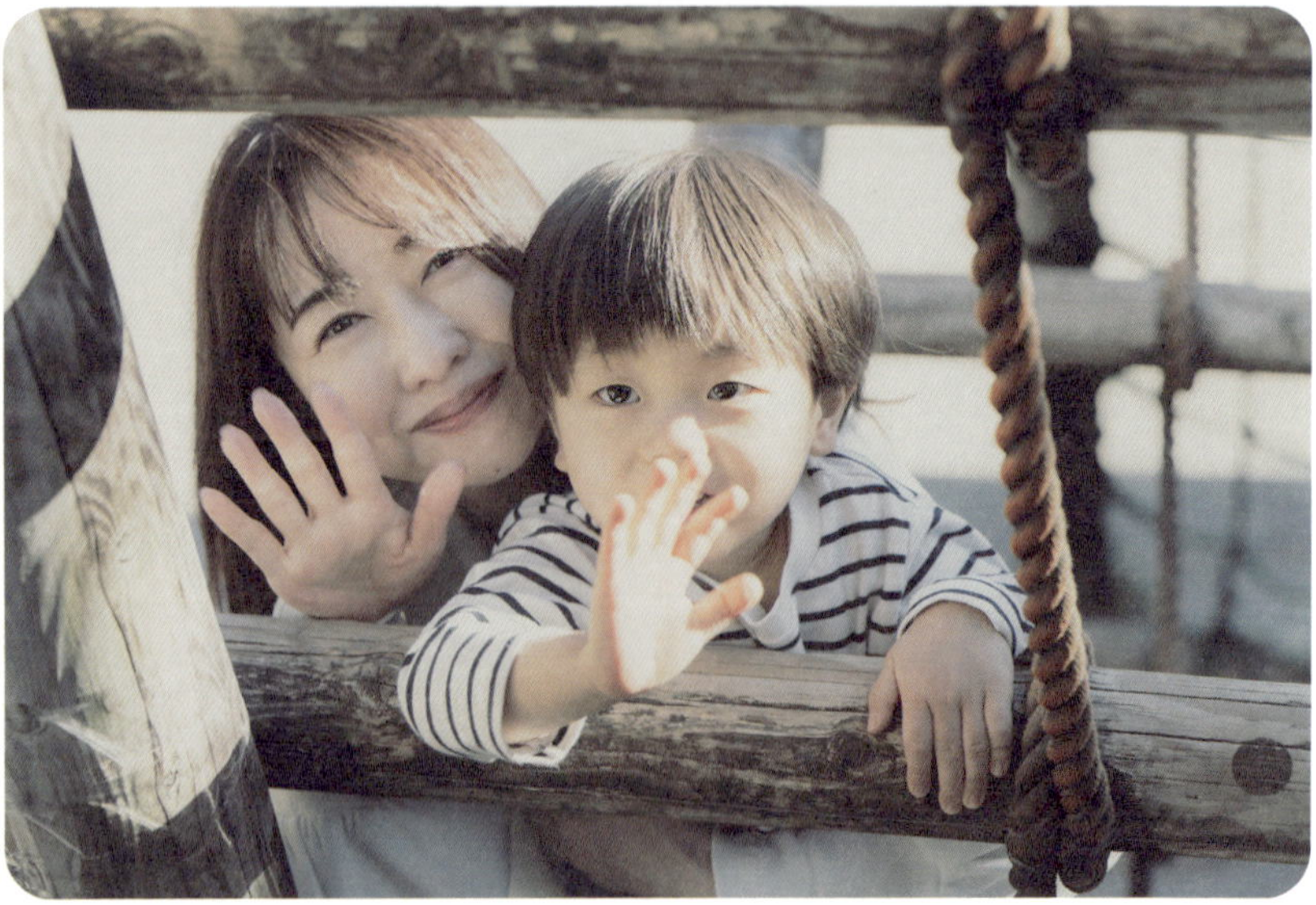

幸せは自分で決めること
誰に何を言われようと
自分の心が感じる幸せを
大切にしよう

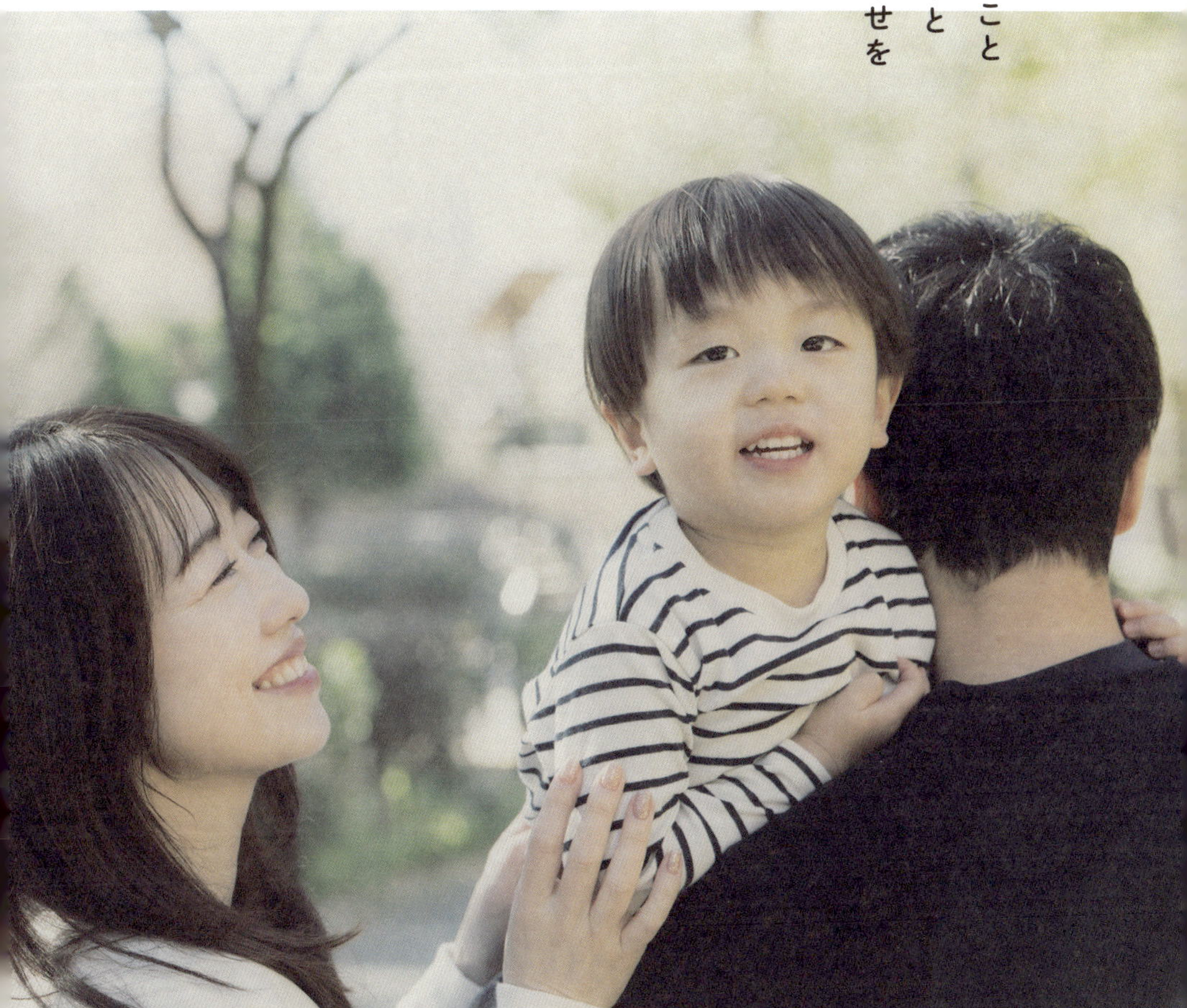

はじめに

皆さま、こんにちは！　あいりです！

私は現在48歳で、3歳の男の子を育てながらＹｏｕＴｕｂｅｒとして活動しています。

20代から20年ほど事務職として会社勤めをして、そのかたわらで30代後半からイベントＭＣを始め、40歳の誕生日を機にＹｏｕＴｕｂｅへの動画投稿を始めました。

40歳以降もしばらくは事務員、ＭＣ、ＹｏｕＴｕｂｅｒの〝三足の草鞋〟を履いていましたが、現在はＹｏｕＴｕｂｅなど、ＳＮＳでの活動を中心としたお仕事をさせていただいています。

ＹｏｕＴｕｂｅでは「笑顔は伝染する」をモットーに、40代向けのメイクから、主婦の購入品紹介、リアルなライフスタイルなどの動画を発信しています。

なかでも〝眉ポン〟でお馴染みの1分メイク動画や、福袋の開封動画は非常に反響が大きく、とくに皆さまに楽しんでいただいています。

一方で、私は一度目の結婚、そして二度目の結婚から妊娠にいたるまで、長きにわたる不妊治療を経験しました。

どうしたら妊娠できるの？

このままずっと授かれなかったらどうしよう……。

そんな不安を抱えながら、ゴールのない暗い道をずっと走り続け、44歳で妊娠、45歳で出産しました。

昨今、高齢出産の割合が増えてきたとはいえ、まだまだ表に出ている経験談は少ないように思います。

この本では高齢出産を控えている方や、今後のために高齢出産の現実を知っておきたい方に、一例として少しでも参考にしていただけたらと思い、私が妊娠するまでにやってきたことや、妊娠中の体調や心境、そして出産時のリアルな経験をつづりました。

動画では話せなかった、かゆいところに手が届くようなこともお伝えしています。

不妊治療中は笑顔でＹｏｕＴｕｂｅに投稿していた裏側で、実はつらい毎日だったこと。
妊娠中のさまざまなトラブルや、お腹の赤ちゃんとの幸せな時間。
理想のかたちとはかけはなれていた出産、産後。

そして慌ただしくも幸せな現在にいたるまでを時系列でお届けしているので、すでに私のことをご存知の方にも楽しんでいただけるかと思います。

実は私は文章を書くのも読むのも苦手なので（笑）、今回たくさんの方にご協力いただき、漫画を添えたり、文章もできるだけ読みやすくしました。

この本を読んだ皆さまに、少しでも笑顔になっていただけたら嬉しいです。

CONTENTS

2章 妊娠編

3章 出産編

4章 育児編

1章

不妊治療編

エピソード 01 「一回休んでみたら？」にモヤッ

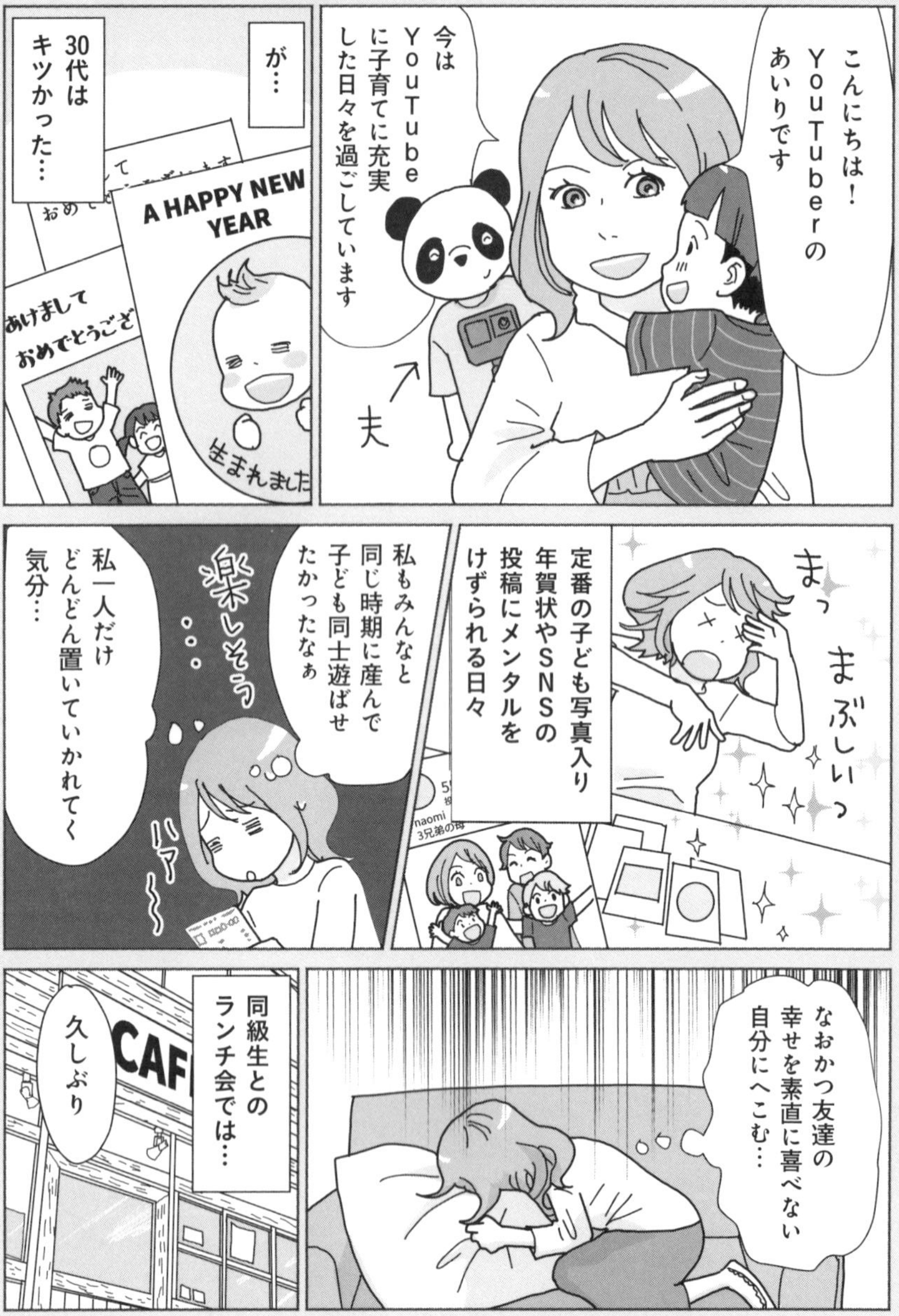

こんにちは！YouTuberのあいりです
今はYouTubeに子育てに充実した日々を過ごしています
夫
が…
30代はキツかった…
A HAPPY NEW YEAR
あけましておめでとうござ
生まれました
まっ
まぶしいっ
定番の子ども写真入り年賀状やSNSの投稿にメンタルをけずられる日々
naomi
3兄弟の母
私もみんなと同じ時期に産んで子ども同士遊ばせたかったなぁ
楽しそう…
私一人だけどんどん置いていかれてく気分…
ハァ〜〜
なおかつ友達の幸せを素直に喜べない自分にへこむ…
同級生とのランチ会では…
久しぶり
CAF

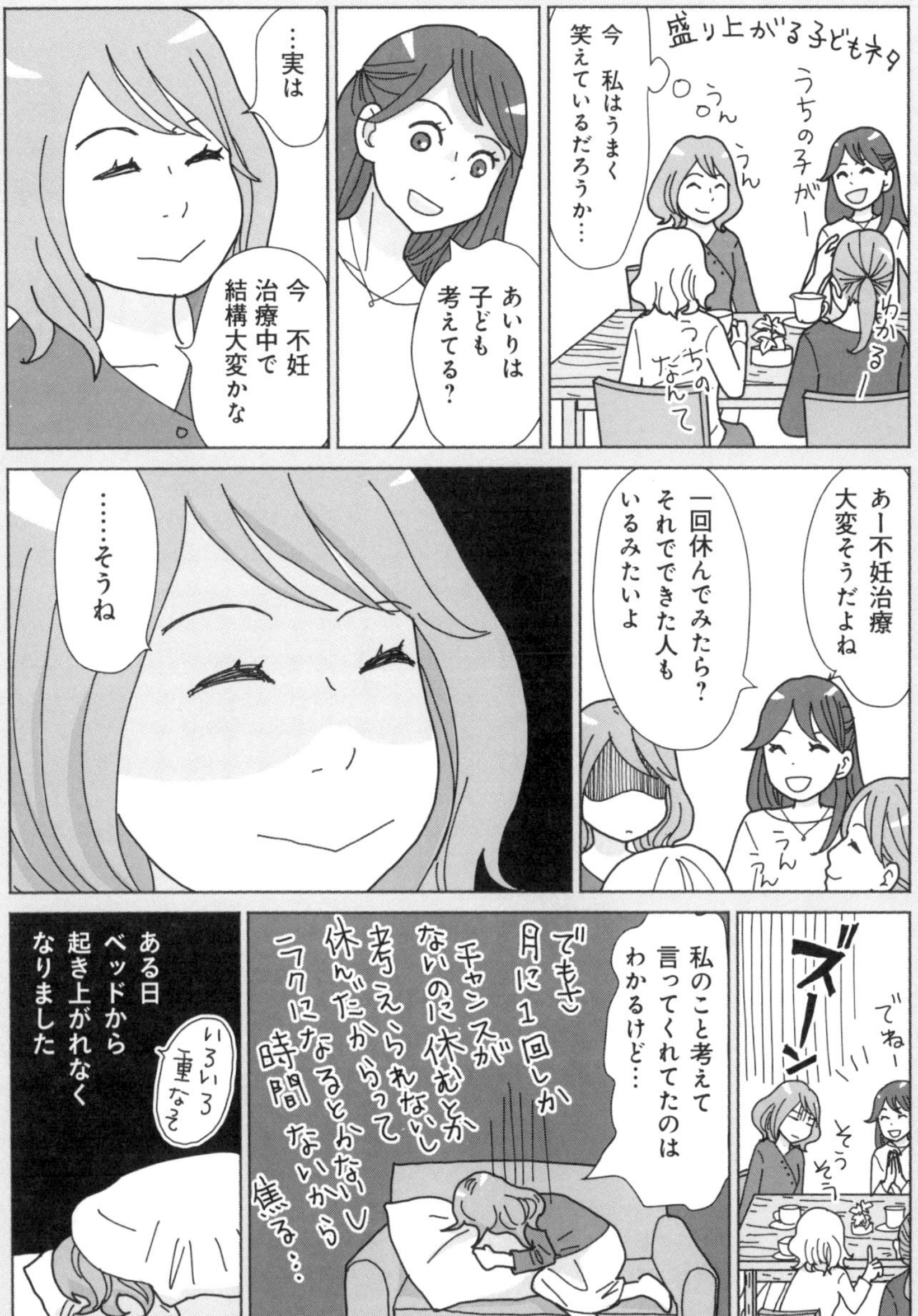

盛り上がる子どもネタ
うちの子がー
うんうん
今 私はうまく笑えているだろうか…
わかるー
うちのなんて
あいりは子ども考えてる？
…実は
今 不妊治療中で結構大変かな
あー不妊治療大変そうだよね
一回休んでみたら？それでできた人もいるみたいよ
うんうん
……そうね
ズーン
でねー
そうそう
私のこと考えてくれてたのはわかるけど…
でもさ月に1回しかチャンスがないのに休むとか考えられないし休んだからってラクになるとかないし時間ないから焦る…
ある日ベッドから起き上がれなくなりました
いろいろ重なって

不妊治療で心がどん底だったころ

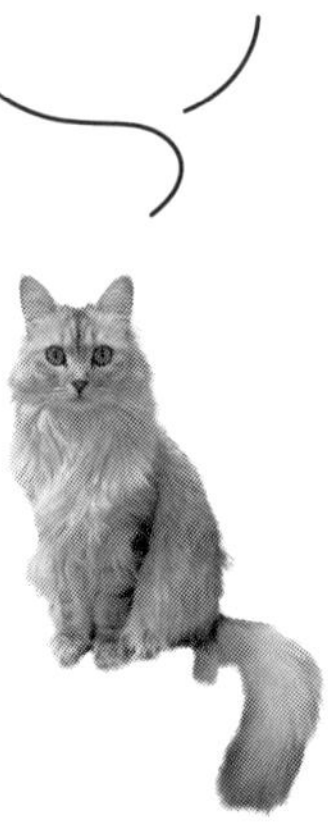

5年にわたる不妊治療の末に45歳で高齢出産した私。そのことについては、すでにＹｏｕＴｕｂｅをはじめとしたＳＮＳで発信をしてきましたが、実は今の夫と再婚する以前にも、不妊に悩んでいた時期がありました。

20代だったその当時、友人から続々と妊娠報告を受け、私も自然と子どもがほしいと思うようになりましたが、なかなか授かることはできませんでした。その頃の私は子どもはすぐ授かれるものだと思っていて、まさか「ほしくてもできないことがある」なんて考えもしていなかったのです。

さまざまなリスクがあるとされる「高齢出産」は、一般的に35歳以上の初産のことを指します。30代に突入する頃、いよいよ焦ってきた私は初めてレディースクリニックに通い、不妊治療を開始。まずはタイミング法を、その次に人工授精（※1）を約2年間、20回ほど試しました。

不妊治療中で一番つらかったのは**「ゴールが見えないこと」**。不妊治療が長引くほど、出口のない暗いトンネルをただひたすら進んでいる感覚になるのです。

自分だけが頑張ってもどうにもならない。
治療を何度繰り返しても、結果が出ない。
いつ妊娠できるかは、誰にもわからない……。

そんななか、子どもを産んだ友人たちから送られてくる年賀状で、すくすくと育つお子さんの写真を見て嫉妬してしまうこともありました。芸能人の方の妊娠の報道を見たり、街で妊婦さんを見かけたりするとひどい劣等感にさいなまれてしまうことも。そんな自分が本当に嫌でした。

「なんで私だけできないの……？」

人と比べても何も良いことはありません。だけどそういうときって、どうしても自分にないものばかりに意識が集中して自分を追い詰め、ネガティブ思考から抜け出せなくなってしまうもの。当時の私は女性として何か足りていないかのような〝欠落感〟まで抱くようになっていました。

住宅メーカーの住宅展示場で派遣社員として働いていた、30歳になってすぐの頃。職場の上司からこんな言葉をかけられました。

「子ども、ほしくないの？」
「子どもがいたほうが楽しいよ」
「子どもはめちゃくちゃ可愛いぞ〜！」

そんな言葉をかけられるたび、私は勝手に傷ついていました。決して私を傷つけようとしているわけではないのに……。

住宅展示場はご家族で見学にいらっしゃる方も多く、お客様のお子さんの面倒を見させてもらうことも業務の一つでした。最初は子どもたちの無邪気で可愛らしい姿に癒されていたのですが、上司からかけられる言葉も相まって、日が経つにつれてどうしても劣等感を抱くようになってしまい、それと同時にまた**自分を責める毎日でした。**

そんな日々を送るなかで迎えた、ある朝。いつものように出勤前にお弁当を作っていたのですが、なぜか作るのにとても時間がかかりました。おかしいなと思いながらもその日はなんとか出勤したのですが、数日後の朝、ついにベッドから起き上がれなくなってしまったのです。

熱が高いわけでも、頭が痛いわけでもないのに、なぜか体が動かない。
「おかしい。おかしい。私、どうしちゃったんだろう」

そんなことを、泣きながらうつろな頭で考えていたと思います。その日以降、住宅展示場の仕事はお休みをしました。

実はそんなふうになってからの記憶が曖昧なのですが、ただしっかり覚えているのは、朝から晩まで電気もつけずに、暗闇のリビングで泣きながら、横たわっていたことです。携帯電話すら見られませんでした。

トイレに行くときだけ、這うようにして移動しました。自分でも信じられないような状況で、ただ泣き続ける地獄の日々。いっさい外出もせずに家にこもりきりで、誰に何を謝っているのかもわからず、ただ「ごめんなさい」を言い続け、心が完全に壊れてしまいました。そんな日々を半年間ほど過ごし、外出したり人と話したりして、笑顔になれるまで、1年以上かかりました。

パートナー以外とは話もできない状態で、友人はもちろん親との連絡さえもできないような毎日だったのですが、長い時間が経過したことで少しずつ気持ちを取り戻していったのか、ふと外の空気が吸いたくなり、玄関から外に出ました。その日はすぐに部屋に戻りましたが、それを境に毎日少しずつ散歩を始め、「今日は○○まで行けた」と徐々に自信をつけていきました。

そんなある日、ずっと連絡が途絶えていた友人から久しぶりに連絡が。彼女が数年前にうつ状態になっていたことを風の便りで知っていました。私は今までの自分の状態を洗いざらい話しました。すべてを受け入れてくれた友人の第一声は**「あいりちゃん大丈夫だよ。自分を責めないで」**でした。あのときフワッと心が軽くなった瞬間のことは、今でも忘れません。それまで心に暗く広がっていた雲から、だんだんと切れ間が見えて少しだけ光が差し込むような感覚でした。それからは徐々にテレビを観てクスッとしたり、家族や友達に連絡がとれるようになったり、以前のような生活に戻ることができました。ここで私は笑うことの大切さに気付いたのです。

1年ほどで自然に元の生活に戻れたことは良かったのですが、今振り返ると心療内科を受診したり、カウンセリングを受けたりすればよかったと後悔しています。

当時の私は「病院に行ったらうつ病と診断されて薬を処方される。そうしたら不妊治療ができなくなるかもしれない」と思い込み、病院に行くことができなかったのです。

でも、家から出られないでいた1年間は婦人科に通うこともできず、結果的に不妊治療が中断していたので、あのときしっかりと医療に頼っていたら、もっと早く心身の状況が良い方向に向かっていたかもしれないと、今では思います。

それから時は経ち、離婚を経て40歳直前で現在の夫、コクーン（愛称・私が「こうくん」と呼んでいたことから命名）と再婚し、不妊治療を再開するのですが、治療のなかで発育課程の卵胞の数を推測できる「AMH検査（※2）」をおこなったところ、私の残りの卵胞の数がかなり少ないことが判明。先生から**「閉経間近です」**と言われてしまいました。この結果にかなり落ち込んだ私は、必死になって調べました。すると、考えられる〝原因〟がたくさん出てきて……。

なかでも目に入ったのが「ストレスが溜まると女性ホルモンのバランスが乱れ、卵巣機能が低下しやすくなる」というもの。確かに過度なストレスは自律神経を乱すため、ホルモンの分泌や子宮や卵巣の働きに影響することがあるようです。

だからこそ、暗い部屋にこもっていたあのとき、なにかしら精神状態の改善につながる行動をとって、ストレスを少しでも減らし、女性ホルモンのバランスを戻していたら、卵巣機能が改善できたのかもしれない……なんてことを考えたりもしました。

今、同じように悩んでいる方に私が伝えたいことは、ストレスは自覚していないところでどんどん溜まってしまうということ。そして、そんなときこそストレスを発散する時間を作ってほしいということです。美味しいものを食べたり映画を観たり、一日の終わりに湯船に浸かってフーッと深呼吸したり。自分のためのリフレッシュ法を見つけてほしいのです。

そしてもし妊活中、心身に少しでも異変があったら、ひとりで抱えこまず、誰かに話してみてほしいです。それでも改善が難しそうなら、私みたいに「うつ病と診断されたら妊活できなくなる」なんて思わず、メンタルクリニックなどの医療機関に頼ることも考えてみてほしいです。妊活中の女性に寄り添った治療がきっとあると思います。

※1　女性の排卵期に合わせて、洗浄・濃縮したパートナーの精子を子宮内に直接注入する不妊治療法
※2　女性ホルモンの一種であるＡＭＨの濃度を測定することで、卵巣内に残っている卵子の数を把握する検査

エピソード 02 一度目の流産……でも希望が持てたワケ

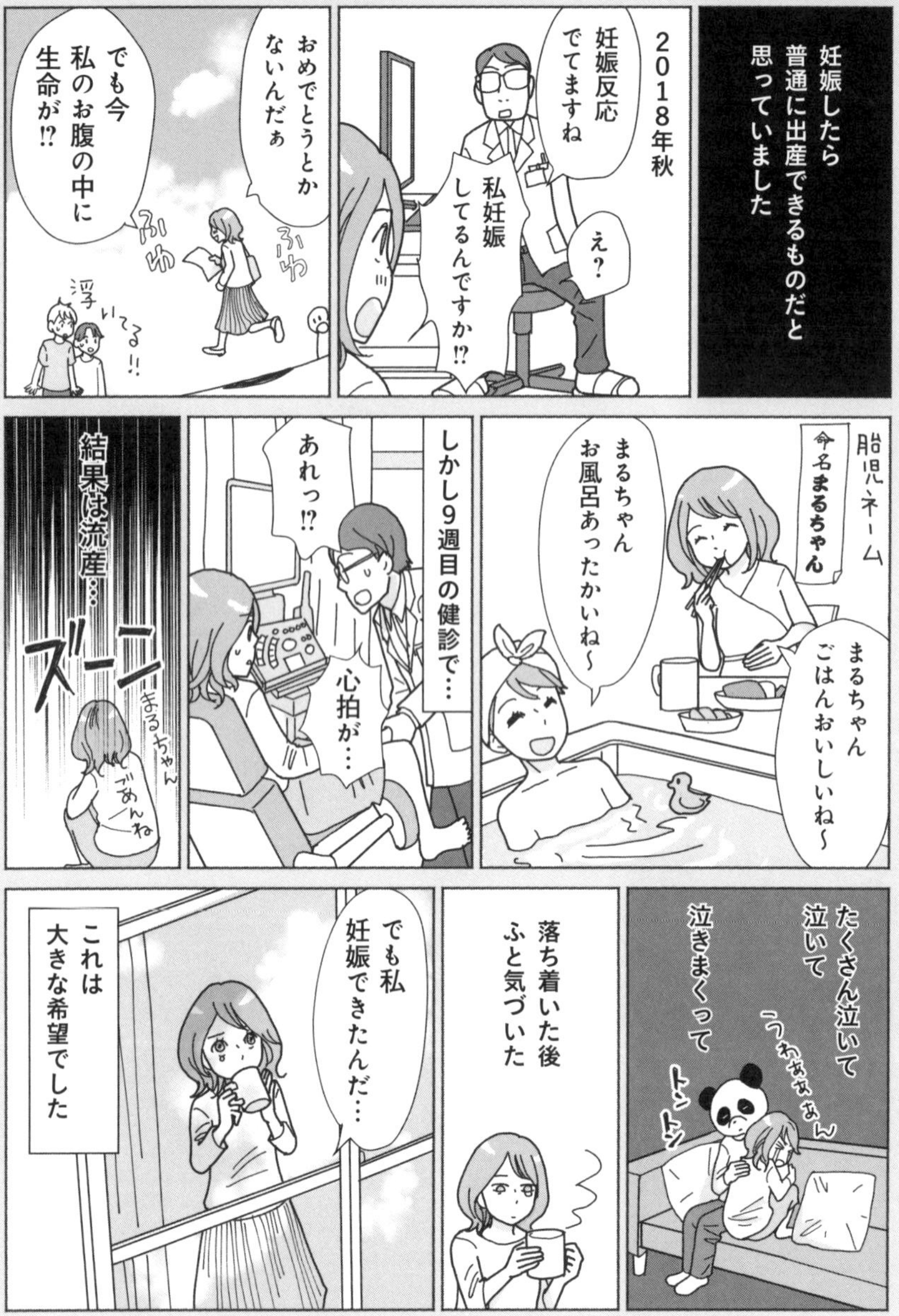
妊娠したら普通に出産できるものだと思っていました
2018年秋
妊娠反応でてますね
え？
私妊娠してるんですか⁉
おめでとうとかないんだぁ
でも今私のお腹の中に生命が⁉
ふわ
ふわ
浮いてる!!
胎児ネーム
命名まるちゃん
まるちゃんお風呂あったかいね〜
まるちゃんごはんおいしいね〜
しかし9週目の健診で…
あれっ⁉
心拍が…
結果は流産…
ズーン
まるちゃん
ごめんね
たくさん泣いて泣いて泣きまくって
うわぁぁあん
トントン
落ち着いた後ふと気づいた
でも私妊娠できたんだ…
これは大きな希望でした

二度の流産の後、突然眠れなくなった

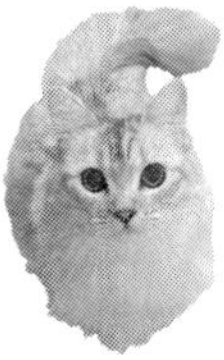

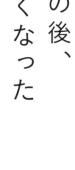

YouTubeではすでに打ち明けていますが、私は二度の流産を経験しています。

39歳で再婚と共に不妊治療を本格的に始めた私ですが、多くの方がそうするように、もっとも妊娠しやすいタイミングで夫婦生活を行う「タイミング法」からスタートし、次に「人工授精」、そして、より高度な「体外受精（※3）」、さらには、「顕微授精（※4）」にステップアップしていきました。正直、当時の私は**「高度不妊治療に進めばすぐに授かれる」**と楽観的に考えていました。

派遣社員だった私は、会社近くの体外受精に定評のある病院に転院。ここでもタイミング法、人工授精、そして体外受精、顕微授精へと進んでいきました。

しかし、毎回採卵で5〜6個の卵子が採れるのに、なぜだかほとんど受精しないのです。はっきりとした説明もなく、採卵の翌日に「今回も受精しませんでした」というお電話をもらうことが何度も続きました。ほかにも採卵の準備として10日間、病院でホルモン注射を打たなければならず、ときには夜中に病院へ行くことも。診察の待ち時間が3時間を超えることもありました。

またある採卵の際に、笑気麻酔の吸入口がずれていたために麻酔が効いていないときがあり、かなり痛い思いをしたこともありました。そういったことが積み重なり、**心が折れかけて思い切って転院を決意。**次はどこに通おうか悩んでいたときに、友達の紹介で通っていた鍼灸院の先生が教えてくださった婦人科に通うことにしました。3つ目の病院です。

次の病院は、前回の病院の「1回の治療でより多くの受精卵を作る」という治療方針とは違い、より体への負担を軽減し「なるべく自然な周期で受精卵を作る」というものでした。前回の病院では、薬で卵子の数を増やし、採れた卵子が10あったとしても正常な卵は1つか2つで、薬や注射で心身に負担がかなり大きかったので、3つ目の病院の治療方針は今の自分に合っているなと感じていました。

病院での不妊治療の内容は以前YouTubeで詳しくお伝えしているので、「44歳、妊娠に至るまでの不妊治療を全て話します。」という動画をぜひご覧ください。

3つ目の病院の院長先生は表情をあまり変えずに淡々と話す方で、最初は冷たいような印象を受けました。でも治療を受けていくうちに、先生の治療方針や採卵の手さばき、さらには培養士さんの腕が素晴らしく、こちらを最後の病院にしたいと思うようになりました。

さらにこの病院では、前回の2つ目の病院でなかなか受精しなかった理由も判明しました。どうやら私の卵子は透明体と呼ばれる卵子の殻が厚く、中に精子が入りづらい状態だと診断されたのです。そのことがわかってからは、「顕微授精」という方法で進めていくことを提案いただきました。

1年ほど治療を続けるなかで、**2018年9月、体内に戻した受精卵が成長し、初めて妊娠反応が出たのです。**「ここまで長かった……」と信じられない思いもありましたが、今までの治療のことを思い出すと正直ホッとしました。このときすでに41歳で、不妊治療を始めて約2年。顕微授精後は自然妊娠よりも早い段階で妊娠判定をしてもらえるので、この時点では体調変化はなく、冷え性の私の体がいつもより少し温かいと感じる程度でした。

毎週病院のエコーで胎嚢の中の赤ちゃんを見るときが唯一、赤ちゃんの存在を感じられる時間でした。気が早いのですが〝まるちゃん〟という胎児ネームをつけ、話しかけたりもしていました。

事態が急変したのが9週目の健診のときのこと。先生が経膣エコーをあてながら、普段は出さないような大きめの声でこう言ったのです。

「あれっ？　動いてない！」

最初はどういうことかよくわかりませんでした。でも、続けてはっきりこう言いました。

「心臓、止まっちゃってるね……」

一瞬にして鳥肌が立ち、血の気がサーッと引くのがわかりました。声を絞り出して「そうですか……」と返事をするのが精一杯でした。

印刷されたエコー写真を見ると、まだ人間の形にもなっていないのに、私にはまるが袋の中でぐったり横たわっているように見えました。まだ事実を受け入れられずにいる私に、先生は淡々と胎嚢があるある程度大きくなっているため手術で取り出さなくてはならないことや、手術はこちらの病院ではできないから紹介状を書くといったことを説明してくださいました。

そんな説明を、私はただ呆然と聞くしかありませんでした。お会計を済ませ、婦人科を出て人目につかない階段へ行きました。そして震える手ですぐにコクーンに電話をしました。

「まるちゃんがいなくなっちゃった……。心臓が止まっちゃったって……」

ここで初めて涙があふれました。

心臓が止まるとなるべく早い処置が必要とのことで、震えながら紹介状を持ってすぐに別の病院へ。3日後に子宮内容除去術（※5）をすることが決まりました。

それから3日間は、お風呂で湯船に浸かりながらお腹をさすり、何度も「ごめんね、ごめんね」とむせび泣きました。お腹の中の居心地が悪かった？　もっと水分をとればよかった？　ストレスを抱えていたから？　と自分を責めるしかありませんでした。

妊娠初期の流産の原因はほとんどが赤ちゃん側の染色体異常で、仕方のないことだそうです。看護師さんからも「あなたのせいではないからね。仕方がないことだから」と声をかけていただきましたが、「あのとき、ああしておけば……」と、どうしても自分を責めてしまうのです。

心臓が動いていないと言われたのが、2018年10月12日。10月15日には手術をおこない、10月27日に生理が来ました。その後、2回の生理周期を待ち、また不妊治療を再開しました。

そんななか、2回目の妊娠がわかったのは2019年の春のこと。

もちろん陽性反応が出たときは嬉しかったのですが、今回は妊娠すると分泌されるhCG（※6）というホルモンの値がかなり低く、先生から「この数値では流れてしまうかもしれない」と言われました。だから私も半分は覚悟ができていたのですが、

「先生、流れないように何か私にできることはありますか？」

と質問。すると先生は「何もない。でもストレスは溜めないようにね」とおっしゃいました。結果、2週間後くらいに生理が来ました。化学流産（※7）ということで、今回は手術の必要はありませんでした。

1回目の流産に比べたら覚悟もできていたし、自分のなかで受け入れられていたはず。なのに、2回目の流産から1か月ほど経ったころ、なぜか突然眠れなくなりました。ベッドに入ってもまったく眠れずに朝を迎える。それなのに昼間もまったく眠くならない。そんな状態が2か月続きました。

眠れなくなってすぐに鍼灸院の先生に相談すると、こんなふうに言ってくださいました。

「心が風邪をひいちゃってるんだよ。でも大丈夫。必ず良くなるからね。今は少し交感神経が過剰になっているから、とにかく毎日、穏やかに過ごしてね」

「いろんなことが起きるだろうけど、一つ一つのことに一喜一憂しないこと。不妊治療はとにかく淡々とこなしていくことが大事だからね」

あのときの私は、この言葉にかなり救われました。

3〜4か月ほど眠れず不安な日々でしたが、先生のアドバイスの通りに朝は陽の光を浴びて、夜はウォーキングを習慣にしてみると、半年ほどたった頃に自然と眠れるようになりました。この半年も、とてもつらかったのを覚えています。2回の流産を経て不眠症になり、心へのダメージはかなり大きかったのですが、一方で「自分の体でも妊娠できた」ということは希望にも繋がりました。

※3　排卵直前に体外で卵子と精子を受精させて、受精卵を子宮に戻す不妊治療法
※4　体外受精の一種で、顕微鏡で確認しながら卵子に直接精子を注入して受精させる方法
※5　一般的な流産手術の総称。器具を使い吸引圧で胎児や胎盤、凝血塊などの子宮内容物を取り除く方法が近年の主流となっている
※6　妊娠中にのみ胎盤から分泌されるホルモン。値が高いほど妊娠継続率が高いと考えられている
※7　妊娠検査薬にて妊娠反応が陽性となったにもかかわらず、子宮の中に胎嚢（胎児を包むための袋）が確認できない状態

エピソード 03　私が試した妊娠ジンクス

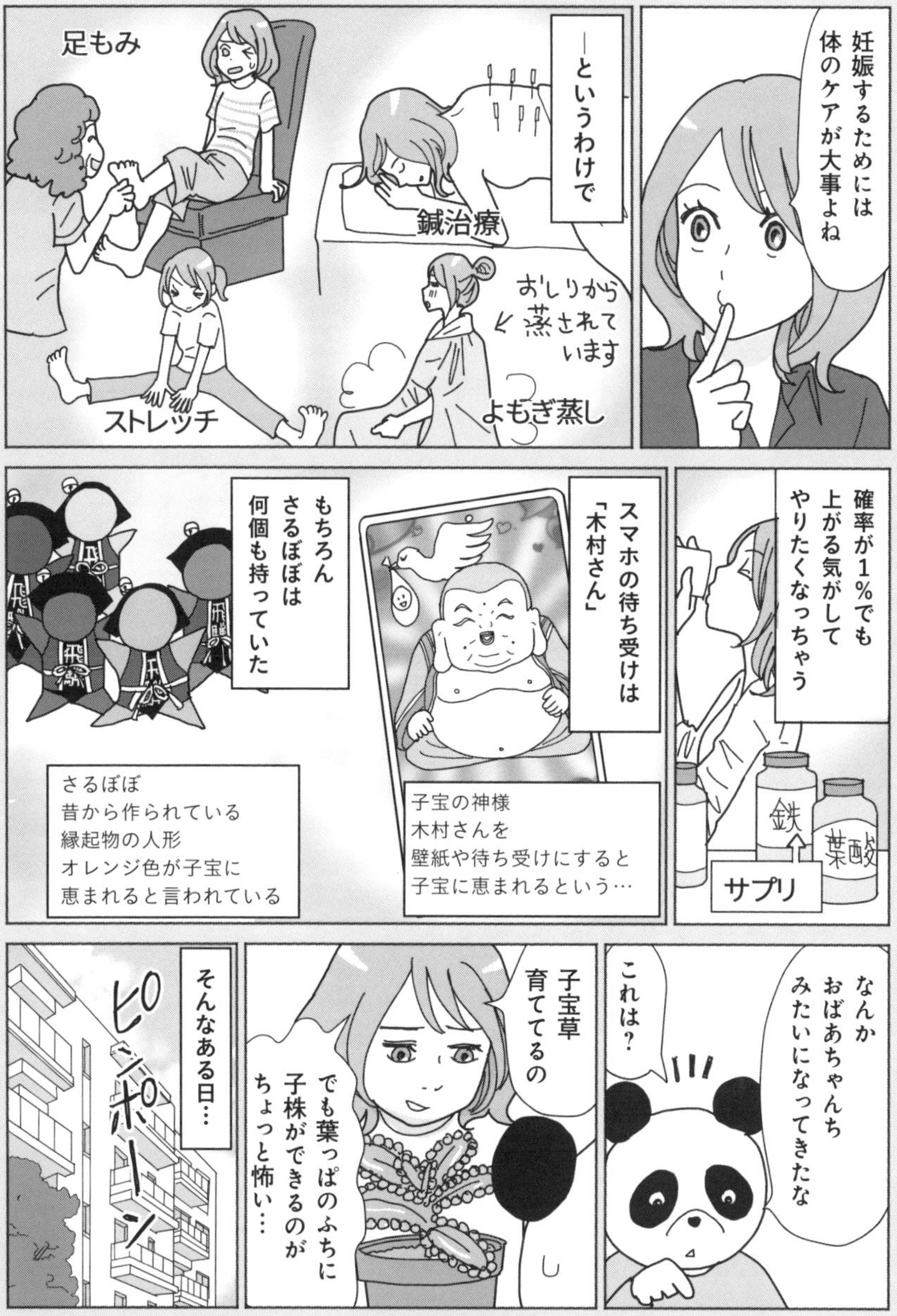

妊娠するためには体のケアが大事よね
―というわけで
足もみ
鍼治療
おしりから蒸されています
よもぎ蒸し
ストレッチ
確率が1%でも上がる気がしてやりたくなっちゃう
鉄
葉酸
サプリ
スマホの待ち受けは「木村さん」
子宝の神様
木村さんを
壁紙や待ち受けにすると
子宝に恵まれるという…
もちろんさるぼぼは何個も持っていた
さるぼぼ
昔から作られている
縁起物の人形
オレンジ色が子宝に
恵まれると言われている
なんかおばあちゃんちみたいになってきたな
これは？
子宝草育ててるの
でも葉っぱのふちに子株ができるのがちょっと怖い…
そんなある日…
ピンポーン

おにぎり作ってきた〜
妊娠中の友人が遊びに来てくれた
妊婦さんが握ったおにぎりを食べると子宝に恵まれるんだって
おいしいしうれしいジンクス!?
妊婦をまたぐと子宝に恵まれるっていうジンクスも…
ムリムリムリこわすぎ〜〜〜
妊婦さんから陣痛中に赤ペンで描いた富士山の絵をもらうと子宝に恵まれる…
産むことに集中してほしい!!
ご利益もありがたいけど…
なにより気持ちがうれしいよ…
信じるかどうかは人それぞれだけど
結構楽しかったのでやってみるのもありかも!?

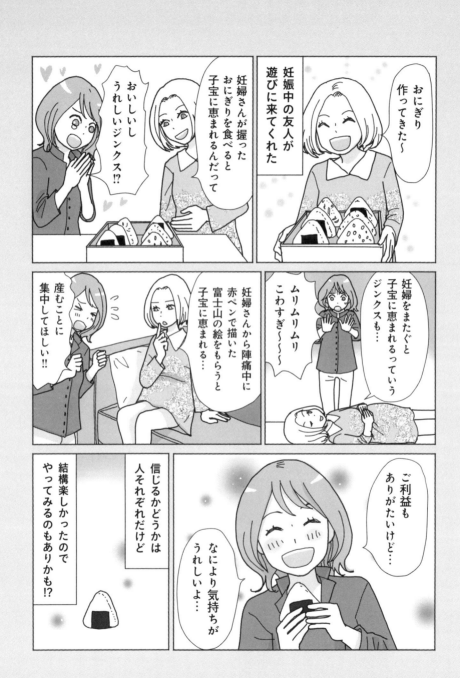

鍼灸、足もみ、神頼み……私が試したいろんなこと

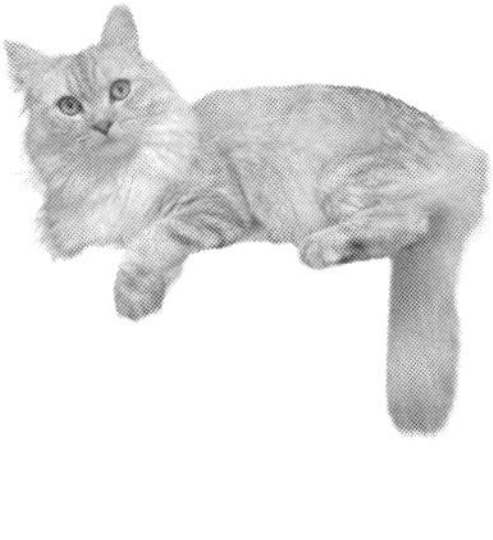

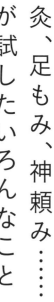

長い長い不妊治療の期間中、それこそ藁をも掴む思いでいろんなことを試しました。ネットで調べて試したことも数多かったけど、私にとって友人から聞いたことが一番良かったように思います。

私が不妊治療中に**もっとも長く続けていたのが「鍼治療」**です。不妊専門の鍼灸院で、中学時代の同級生2人が40歳くらいのときに通い、なんと立て続けに妊娠。それを聞いた日に予約の電話を入れました。

先生は初めての施術で、私の体のこんなことを指摘してくださいました。

「血流が悪く、体が冷えている」

鍼灸は漢方薬などと同じで、東洋医学の一つ。標準の医療のようにエビデンスが確立されたものではないそうなのですが、血行を促進したり、自律神経をととのえる作用があると言われています。

私自身も、鍼灸には心身をととのえてもらったと実感しています。

と言っても、私が鈍感だからか、鍼を打った直後に「ふわっと体が軽くなった！」のような明らかな変化をすぐに感じることはありませんでした。

結果的に何が良かったのかというと、医学的に証明できるものではないと思いますが、卵子の質には良い影響があったのかもしれないなと、今は漠然とですが思っています。顕微授精の後、その受精卵の状態を評価されるのですが、鍼を受けている期間中ずっとグレード（※8）が高く、良い受精卵ができていました。

それに鍼灸院に通っていると、なんとなく体が元気。あれっ、そういえば今日は不調じゃない。そんな感じで、体調の波が少なくなったように思います。

鍼灸院の先生からは、ウォーキングもすすめられました。先生いわく、妊娠するための体作りの基本は、とにかく血のめぐりを良くし、体を温めること。それにはウォーキングがもってこいなのだそうです。

ウォーキングで意識するのは、

・ヘソから指４本分下あたりの「丹田」に重心が乗っていることを意識して立つこと

・「肩甲骨」を動かすことを意識し、胸を開きながら肩から腕を前後に振ること
・脚は「骨盤」から動かすイメージで、大股で歩くこと

　これらを意識して歩くと走らずともかなりいい運動になって、10分ほどでじっとりと汗が出てきます。こういう適度な運動は〝幸せホルモン〟と言われるセロトニンの分泌を促して、心や体をととのえてくれるのだとか。こうしてお話ししていると、つくづくこの先生には私にとって大切なことをたくさん教えてもらったなと思います。

　ウォーキングは主に夕食後、毎日30分以上しっかりとやりました。そして足もみも妊娠する1年ほど前から通っていました。こちらも友達の紹介で教えてもらったところです。足もみの何がいいかというと、ひとえに血流改善だと思います。〝万年冷え性〟の私にとって、「血行を良くする」は不妊治療中の大きなテーマでもありました。ふくらはぎは全身の血流を良くするポンプのような役割をしているそうで、さらにくるぶしの近くには三陰交という婦人科系の不調に効くツボもあり、それらをほぐすことで冷えもある程度は改善されたように思います。

　顕微授精はもちろん、できる限りの東洋医学系の施術も受けて、他にも葉酸などのサプリ、たんぽぽ茶やルイボスティー……。ネットで妊娠するためにいいと言われているものはすぐに取り入れて、なんでもやりました。そうなると、最終的には〝神頼み〟に。「これで妊娠できた」と聞いたら、どこにだって行きました。

有名なところでは、京都嵐山の野宮神社。神社のなかでも最大のパワースポットといわれている「亀石」も撫でてお祈りしました。

そうそう、このころの私はお守りを手に入れることに必死になっていて。数を集めたかったというより、次から次へと**「もっとご利益のあるものを」**と躍起になっていたんですよね。賛否があるとは思いますが、そのときの私は何か心が落ち着くものを常に持っておきたかった。普段使っているあらゆるバッグに入れてみたり、枕の下においてみたり、肌身離さず持つようにしていました。

思い出深いのは、愛知県の有名なふたつの神社。子孫繁栄の大神様が祀られた田縣神社と、女性の守護神が祀られた大縣神社です。

実はこの田縣神社はちょっと面白いというか、元気になれそうなモノがあって。なんと至る所に巨大な〝男性のシンボル〟が祀られているのです……。最初は「なんで〜!?」という気持ちで見ていましたが、その場にいるとなんとなく楽しくなってくるというか、元気をもらえた気がします。

大縣神社には、今度は明らかに〝女性の象徴〟の形をした「姫石」という岩が！　珍しい神様もいるんだなぁと思いながらお参りして、売店に寄ってみると夫婦それぞれが身につける子授けのお守りも売っていたので、もちろんこちらも購入。

こんなふうに各地の子宝神社を巡ったり、知人から頂いたお守りも含めたら、我が家は気付いたらお守りだらけになっていました。それらはすべて、妊娠出産が成就したときに神社に返納しています。

今となっては、この神頼みの数々に効果があったかどうかはわかりません。でも、こういうのって結果はあまり関係ないのかなとも思います。つらいとき、お守りを持っていると心が少し落ち着いたり希望が持てたりして、**暗闇の道にポッと希望の光を灯してくれたのは確かだから。**

そして、「また〜?」なんて言わずに付き合ってくれたコクーンにも感謝しています。

※8　受精後に分割が進んだ受精卵の状態を一定のルールで評価したもの。体外受精や顕微授精で受精卵が複数個できた際、どれを子宮に戻すか判断するための基準になる

エピソード 04　愛猫メルちゃんがくれた癒し

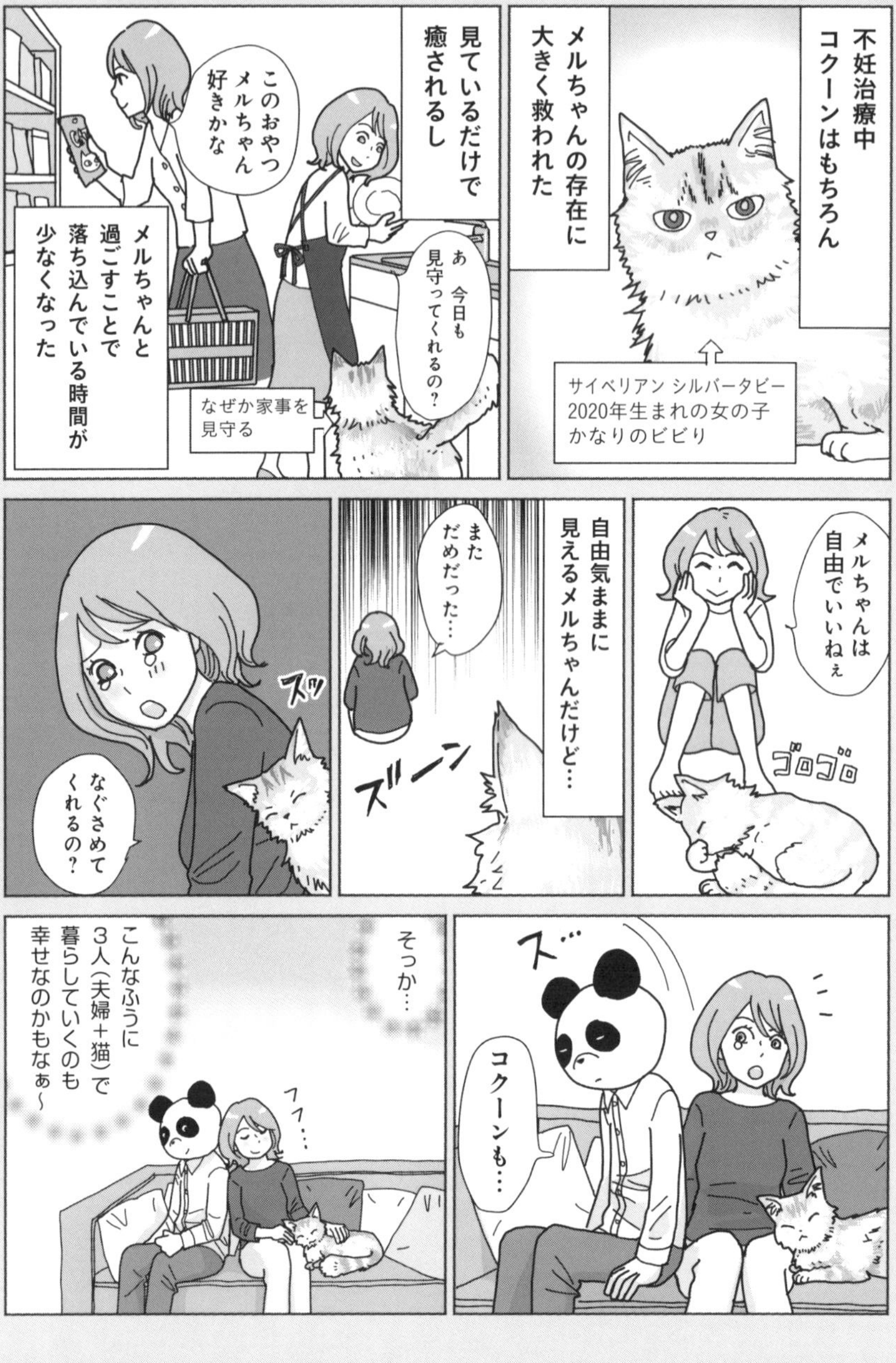

不妊治療中 コクーンはもちろん
メルちゃんの存在に 大きく救われた
サイベリアン シルバータビー 2020年生まれの女の子 かなりのビビリ
見ているだけで 癒されるし
このおやつ メルちゃん 好きかな
あ 今日も 見守ってくれるの？
なぜか家事を 見守る
メルちゃんと 過ごすことで 落ち込んでいる時間が 少なくなった
メルちゃんは 自由でいいねぇ
ゴロゴロ
自由気ままに 見えるメルちゃんだけど…
また だめだった…
ズーン
ズッ
なぐさめて くれるの？
ズ…
コクーンも…
そっか…
こんなふうに 3人(夫婦＋猫)で 暮らしていくのも 幸せなのかもなぁ～
フフ…

執着を手放せたとき、不妊治療の〝終わり〟を決めた

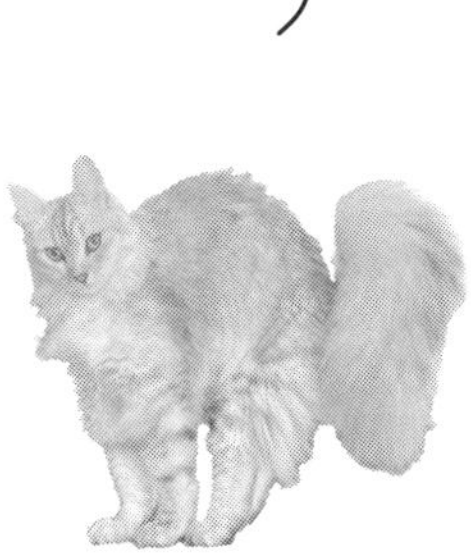

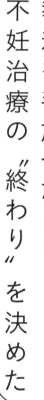

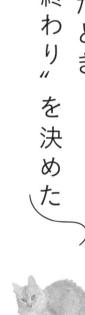

二度の流産を経験し、妊娠がゴールではないことを身をもって知った私。
でもこの苦しくつらい経験は、自分の根底にある思いに気づくきっかけにもなったのです。

「子どもがいない人生では、私は幸せになれない」

この執着にも似た思いは、私が私自身にかけていた呪いのようなものでした。その呪いは、いろんなことがきっかけで徐々に解けていったように思います。

たぶん、きっかけは43歳頃でしょうか。二度の流産を経験し、不眠症が改善した頃からだんだんと「夫婦二人で生きていく人生も考えないといけないかも」という思いが芽生えてきた頃でした。

二人だけの生活を想像するなかで、ふとそれまで温めていた「猫をお迎えしたい」という思いが込み上げてきました。実家でずっと猫を飼っていて、猫のいる暮らしの良さも知っていたから。

そうして、私たち夫婦と一緒に暮らすことになったのが、愛猫のメルです。

よくアニマルセラピーと聞きますが、メルが私たち夫婦の暮らしに加わってくれたことで、本当に心の状態が良い方向に変化しました。触れ合うだけで、自然とふっと肩の力が抜けるのです。そうしているうちに、なんとなく夫婦とメルとで生きていくイメージができ、自らの執着を手放せたようにも思います。

そして私は、不妊治療の〝終わり〟を決めました。**不妊治療は45歳までにしよう**、と。

「45歳」というタイムリミットは、それまでにも漠然と考えていたものでした。もしそれ以上の年齢で授かれたとしても、私の体力的に子どもに迷惑をかけるかもしれないと思ったからです。自分はいつまで健康でいられるだろうか……子どもが20歳になったときの自分の年齢をいつも考えていました。でも、もし45歳がきたら、なんだかんだ諦められず不妊治療を続けていたかもしれませんが。

そんな時期を経て私なりのゴールを決められたのは、コクーンがあるときに言ってくれた、こんな言葉の存在が大きかったと思います。

「子どもを持つ人と子どものいない自分を比較して、子どもがいない自分は不幸だと捉えることはもうやめたほうがいいよ。それは子どものことだけに限らないと思う。**誰かと比較するよりも、自分の幸せだけを考えてみたらどうかな**」

この言葉は、私が長い間とらわれていた考え方を変えるきっかけをくれるものでした。

「あの人に比べて私は」と他人と自分を比べることは、何かに向かって頑張る原動力になることもありました。でも、この〝他人軸〟の考え方がいつのまにか癖になっていたのです。

不妊治療期間の大半は、どうしても今の自分を置き去りにして自分にないものばかりに目を向けていました。「周りがこうだから、私もこうしなきゃ」「みんなにはできているのに、どうして私にはできないんだろう」「あの人はあんなに幸せそうなのに私は……」と自分で自分を責めていると、いつのまにか心が削られてしまう。このままでは苦しい人生になってしまう。コクーンの言葉はそんなことに気づかせてくれました。コクーンは一緒に過ごすなかで、私の考え方の癖を見抜いてくれていたのだと思います。

そして、コクーンは〝自分軸〟で生きている人なので、私自身も少しずつではありますが変わっていくことができました。

そうして終わりを決めたことで覚悟が決まったのか、それまでより治療に前向きに取り組めるようにもなりました。44歳の誕生日を迎え、さらに本格的な体質改善に取り組むようになり、足もみやよもぎ蒸し（※9）も始めました。45歳で不妊治療を終えるとき「できることは全部やり切った！」と、未練なく言えるようにしたかったのです。

不妊治療は自分たちが決めたゴールまで全力で走り抜けるつもりではいましたが、このときすでに「できることはやり切った」と思える準備はできていたのかもしれません。毎日淡々と治療や体質改善を続けながらも、コクーンとメルと過ごす日々はとても穏やかで、行きたいところへいつでも行けて、いつでも好きなことができる、そんな自由な時間が心地よくて、**「子どもがいてもいなくても、どちらの生活も幸せなんだろうな」**という思いが芽生えるようになりました。

そんな矢先に、44歳4か月で三度目の妊娠判定をいただきました。再婚してからの5年間におよぶ不妊治療で、数えてみると採卵は25回ほどおこなっていました。

45歳とゴールを決めてからの1年間は、出口のない暗いトンネルをただひたすら進んでいるような不妊治療が出口のあるものに変わったことで、精神的にも肉体的にも健やかに過ごせていたように思います。

あくまでも私の場合ではありますが、それが子どもを授かることにつながったのではないかと、今となっては思うのです。

※9 よもぎや漢方などを煮立て、下半身の粘膜を中心に体全体に蒸気を当てることで、体を内側から温めるという中国から韓国に伝わった伝統的な民間療法

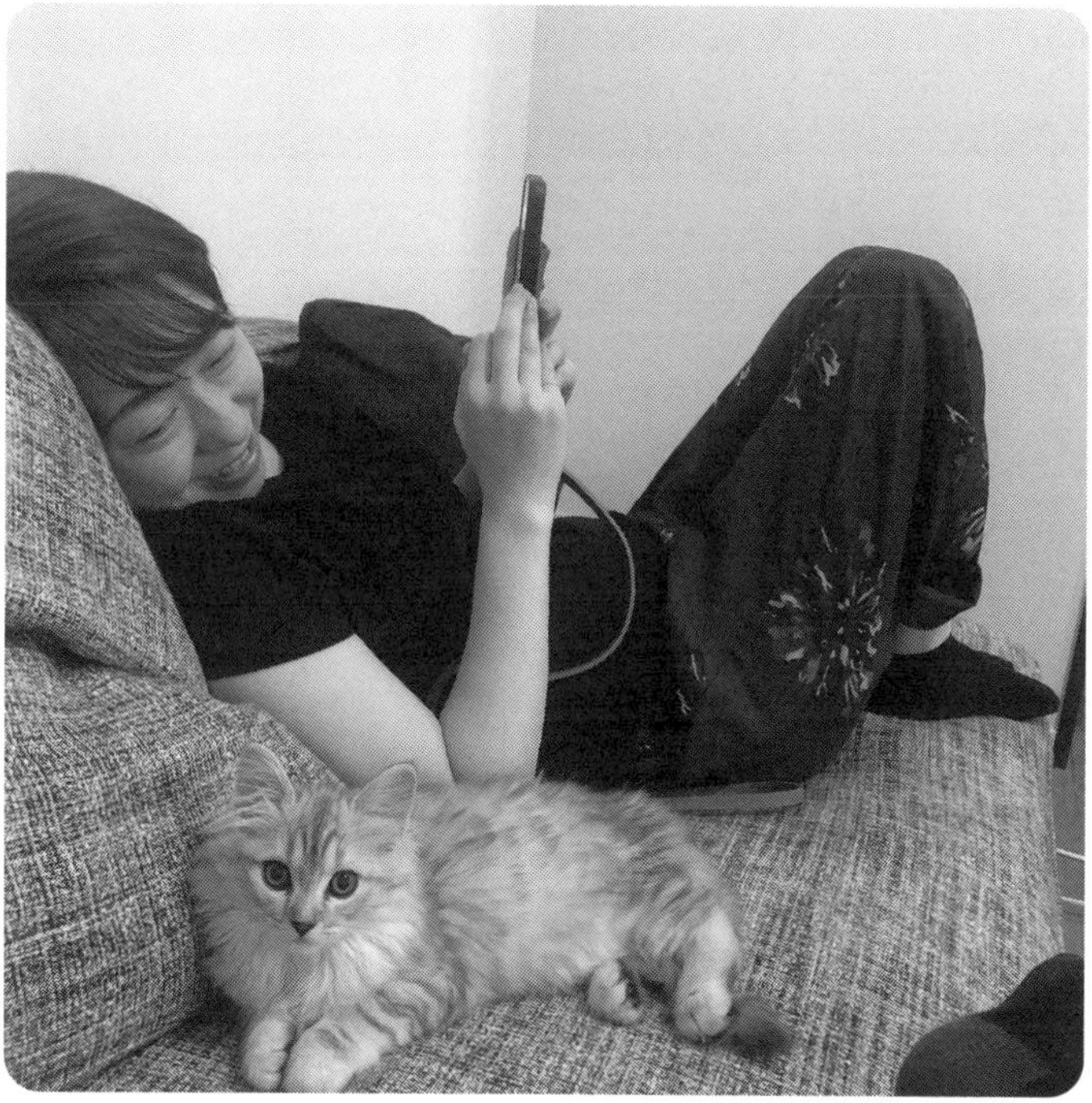

メルをお迎えしてすぐの頃。ソファでまったりしていると、そっと寄り添ってくれるのは今も変わらない

不妊治療をすれば授かれる？

二子玉川女性のクリニック院長
佐賀絵美

はじめまして！　本書の医師解説コラムを担当している「二子玉川女性のクリニック」院長の佐賀絵美といいます。

妊娠について、私が診察室でしばしば耳にする患者さんの誤解があります。それは「不妊治療さえすればいつでも妊娠できるんでしょ」というもの。女性は年齢を重ねると、たとえ適切な不妊治療を受けても妊娠しにくくなり、流産率も上がります。これはパートナーの男性にも言えることで、加齢により精液量や精子濃度や運動率が下がるため、男女共に「治療すればいつでもできる」ということはないのです。

とはいえ、40歳以上の著名人の妊娠や出産のニュースって珍しくありませんよね。「海外セレブが50代で出産！」なんてニュースには、驚きつつもなんだか女性として勇気づけられる気分になったり。でも、これは本当に珍しいケース。〝奇跡中の奇跡〟なんですよ。

「妊娠出産に適した年齢」というのは、生物学的には25〜34歳頃と言われています。女性は35歳を境に卵子の老化が加速して妊娠しづらくなり、流産率も上がるためです。

健康な男女が避妊をせずに性交をしても1年以上妊娠しない場合に一般的には「不妊症」と呼ばれます。みなさんは不妊治療って、どんなふうに進んでいくか知っていますか？　まずは、医師の指示のもと妊娠しやすい時期に性交渉をおこなう「タイミング法」からスタートするのが一般的。次に、排卵日に特殊な注射器で精子を子宮内に注入する「人工授精」。それでも妊娠しない場合は卵子と精子を培養液内で受精させた受精卵を子宮

不妊治療の4つのステップ

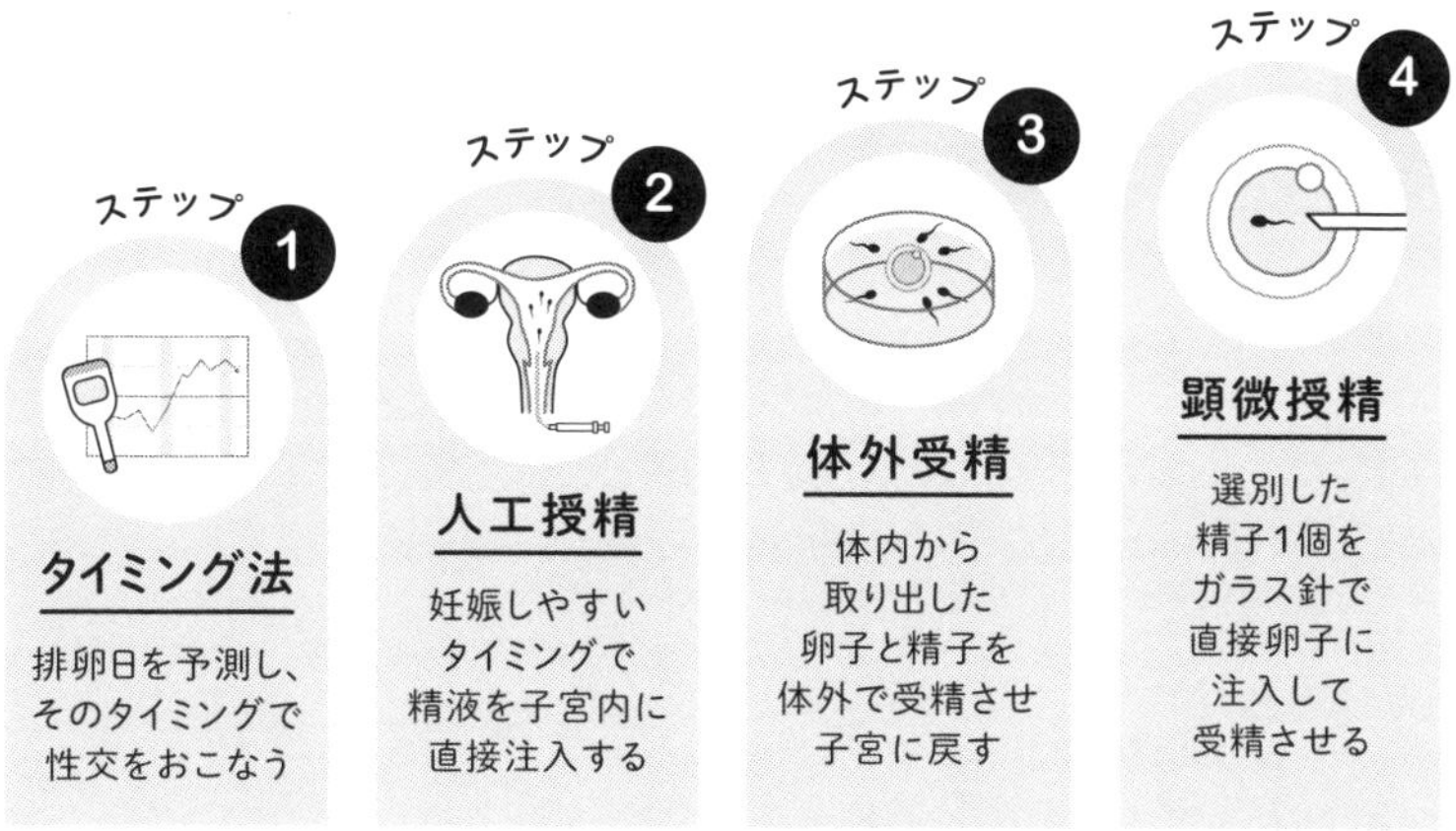
ステップ 1
タイミング法
排卵日を予測し、
そのタイミングで
性交をおこなう
ステップ 2
人工授精
妊娠しやすい
タイミングで
精液を子宮内に
直接注入する
ステップ 3
体外受精
体内から
取り出した
卵子と精子を
体外で受精させ
子宮に戻す
ステップ 4
顕微授精
選別した
精子1個を
ガラス針で
直接卵子に
注入して
受精させる

に戻す「体外受精」や、顕微鏡下で卵子に精子を注入して受精を助ける「顕微授精」など、高度な治療に進んでいきます。

病院の方針にもよりますが、35歳以上になると早めの妊娠成立が望ましいので、より早めにステップアップしていくこともあります。

「体外受精や顕微授精に進めば妊娠するだろう」という期待を持つ人も多いと思いますが、あいりさんもそうであったように「必ず」「すぐに」妊娠成立を約束できるものではありません。開始する年齢や体質はもちろん、二人の卵子や精子の状態によっても妊娠できる確率は変わってきます。

近年では妊娠や出産に影響を与える病気や異常の有無を調べる「ブライダルチェック」という検査が男女共に少しずつ広まってきています。子宮頸がんや卵巣腫瘍といった女性の人生に関わるような病気も調べられるので、まだ結婚の予定がない方や、子どもを持つかどうかわからない方でも、まずは受けてみることをおすすめします。

COLUMN 1

不妊治療にかかるお金

費用の目安

	保険適用（自己負担額）	自由診療
人工授精	1万～1.5万円	3万～5万円
体外受精	15万～20万円	50万～70万円
顕微授精	15万～25万円	50万～80万円

※金額は１回あたりの目安。薬や治療の種類によっては保険適用外となることもある。厚生労働省の資料や複数の病院サイトを元に編集部が作成

保険適用になる条件（体外受精・顕微授精）

初めての治療開始時点の女性の年齢	回数の上限（１子ごとに）
40歳未満	通算6回まで
40歳以上43歳未満	通算3回まで

※2025年3月時点。厚生労働省の資料を元に編集部が作成

不妊治療を始めた頃は私の貯金はほとんどなくコクーンの結婚前からの貯金を切り崩しながらの支払いでした。お会計のたびに申し訳ない気持ちになり「いつまで続けられるんだろう」と不安に。結果としてクリニックでかかった総額は**およそ800万円**でした。今思うのは「授かれてよかった」の一言です。きっと、もっとお金をかけている方もいると思いますし、私も**「1億円払えば必ず授かれるという保証があるのなら、頑張って働いて出します」**と本気で考えていました。

国の助成金（現在は廃止）も利用しましたが、40歳の誕生日を境に助成回数が減ると知ったときはやっぱり悔しかったです。**2022年度から保険適用が始まりましたが、女性が43歳以上で治療を開始した場合は保険適用外。**賛否両論あると思いますが、高齢出産が増えている今こそ少しでも条件の緩和が進んでほしいと願っています。

2章

妊娠編

エピソード 05　理想の出産、早くも崩れる

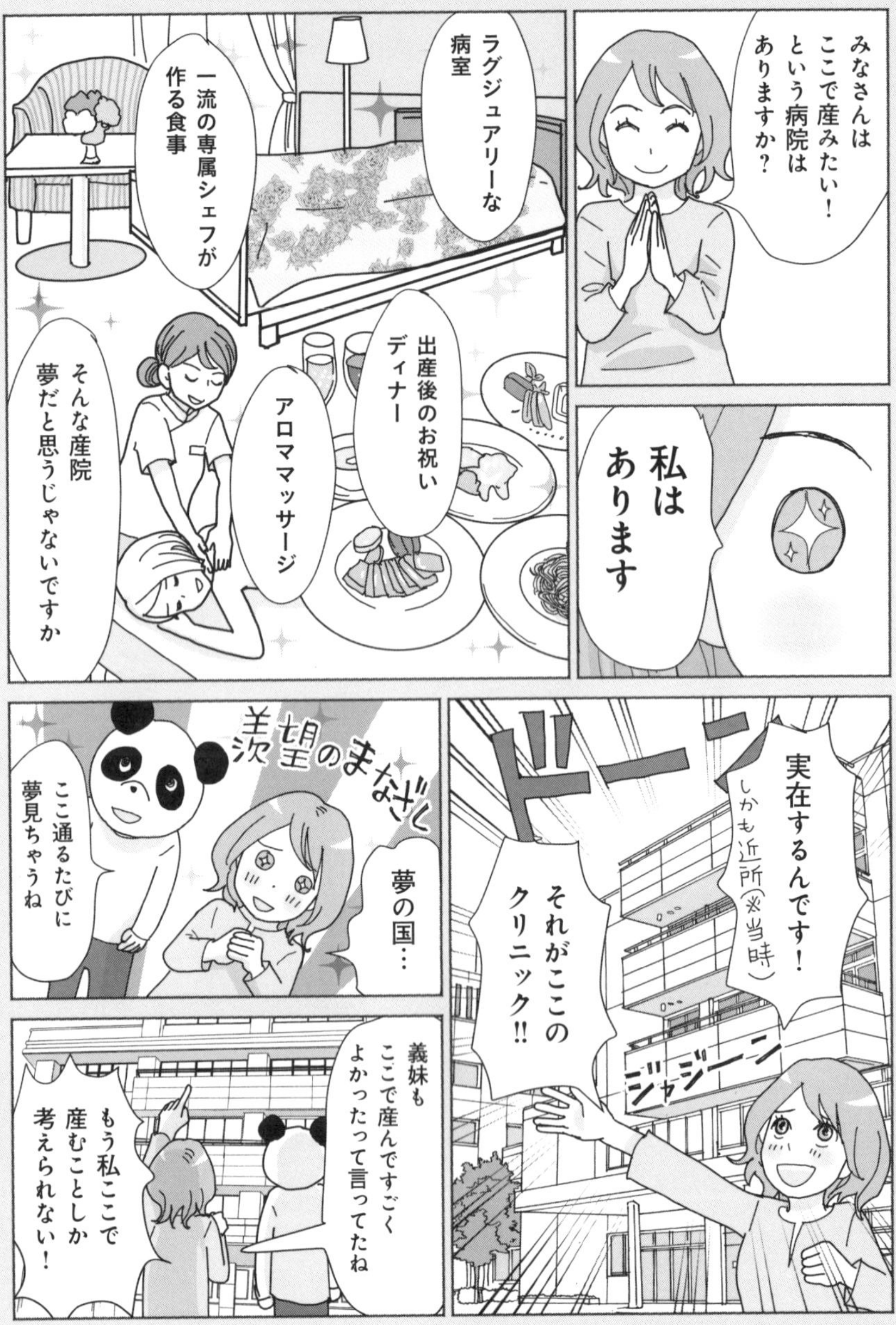
みなさんは
ここで産みたい！
という病院は
ありますか？
私は
あります
ラグジュアリーな
病室
一流の専属シェフが
作る食事
出産後のお祝い
ディナー
アロママッサージ
そんな産院
夢だと思うじゃないですか
ドーーー
実在するんです！
しかも近所(※当時)
それがここの
クリニック!!
ジャジーン
羨望のまなざし
夢の国…
ここ通るたびに
夢見ちゃうね
義妹も
ここで産んですごく
よかったって言ってたね
もう私ここで
産むことしか
考えられない！

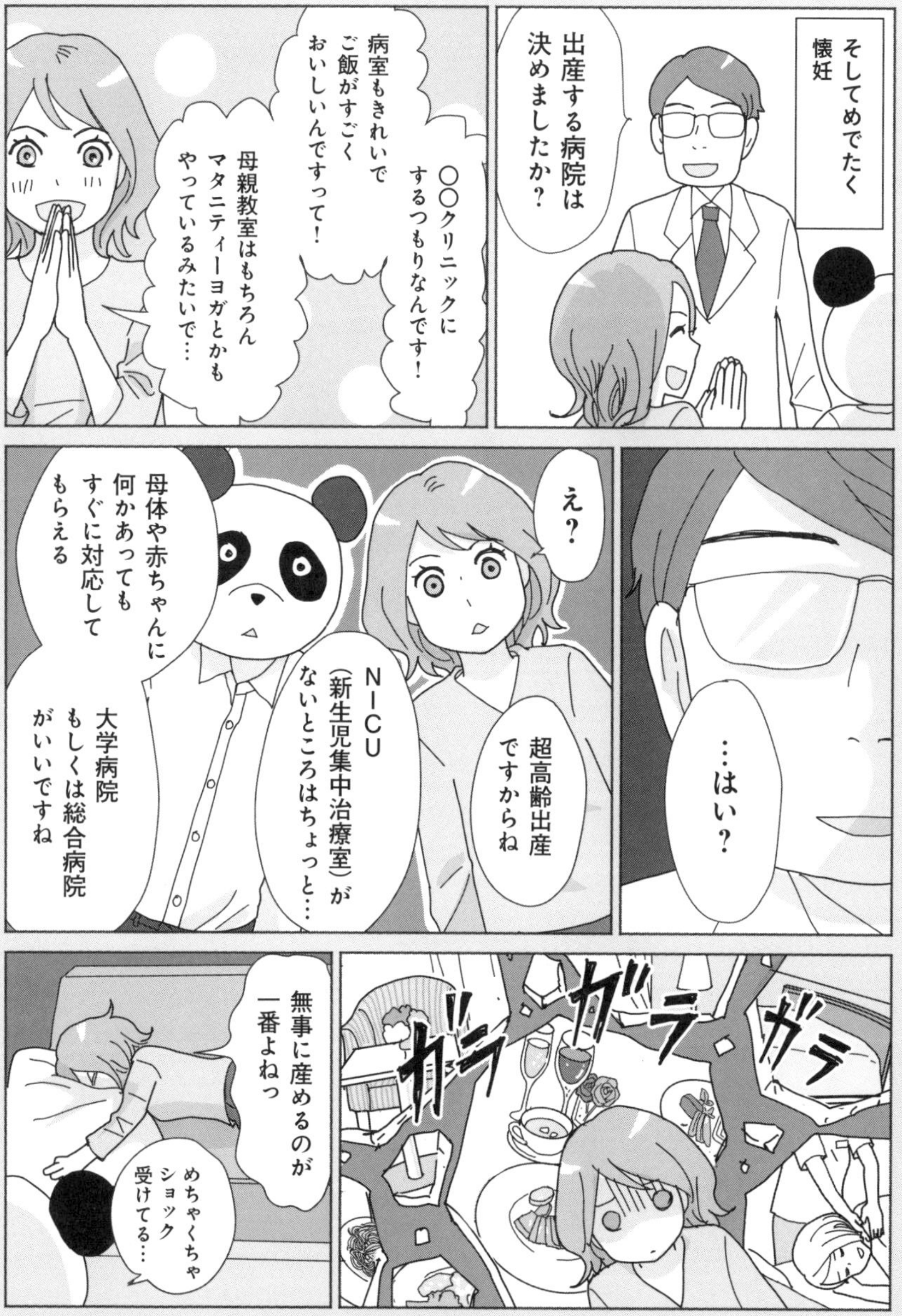
そしてめでたく懐妊
出産する病院は決めましたか？
○○クリニックにするつもりなんです！
病室もきれいでご飯がすごくおいしいんですって！
母親教室はもちろんマタニティーヨガとかもやっているみたいで…
…はい？
え？
超高齢出産ですからね
NICU（新生児集中治療室）がないところはちょっと…
母体や赤ちゃんに何かあってもすぐに対応してもらえる
大学病院もしくは総合病院がいいですね
ガラ
ガラ
ガラ
無事に産めるのが一番よねっ
めちゃくちゃショック受けてる…

三度目の妊娠は喜びと同時に不安も

メルを迎えての夫婦二人、猫1匹の暮らしにも慣れ始めた2021年3月頃のことです。ついに三度目の陽性反応が出ました。

この三度目の陽性反応後に無事出産にまで至り、YouTubeでもご紹介させていただいている息子の〝ぽぽちゃん（愛称）〟と出会えたのです。

受精卵を作り、それを子宮に戻す胚移植をして妊娠判定のタイミングまで待つという、これまでいく度となく繰り返してきた治療のルーティン。ただ、これまでの移植と違ったのは、凍結していない受精卵（新鮮胚）の移植ではなく、以前、凍結してもらっていた受精卵（凍結胚）を使っていたことでした。

というのも、2021年に入り心身の負担を減らすために採卵をお休みして、凍結していた4つの受精卵の中から1つ移植をしてみたのです。凍結胚のほうが妊娠成功率が高いというデータもあり、少しの希望も抱いていました。

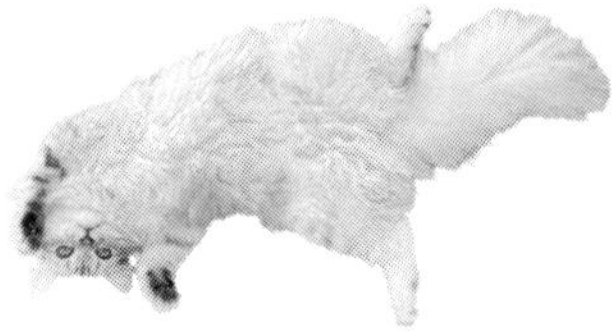

もはや生活の一部になっていた胚移植のルーティン。二度目の陽性反応以降は、受精卵がうまく作れなかったり着床しなかったりしても、激しく落ち込むことはなく、不妊治療にメンタルを揺さぶられることが少なくなっていたように思います。〝無の境地〟のような……。そんななかで、ついにぽぽちゃんという命にめぐり会えたのです。

これまで二度の流産を経験してきたので、妊娠検査薬での三度目の陽性反応を見たときは、嬉しい反面、正直複雑な心境でした。


「やっとまた、この線を見ることができた……！」

高揚はしました。だけどそれと同時に、こんなふうにも自分に言い聞かせました。

「いやいや、まだ手放しでは喜べない」

「陽性反応が出たからって安心はできない」

「このまま育って出産までたどり着けるという確証はない……」


陽性反応には素直に喜びながらも、まだまだ何が起こるかわからないし、それ以上のことは期待しすぎないようにしよう、冷静に事実だけを捉えようと努めました。

病院の先生も、いつも通り落ち着いた口調で伝えてくれました。

「反応が出てますね。来週また来てください」

そうして迎えた1週間後。先生はエコー画像を見ながら、やはりあまり感情を出さない落ち着いたトーンでこう言いました。

「胎嚢が通常より小さいね」

私はその言葉を聞いて、一瞬「えっ！」と不安に……。

でも「通常より小さい」だけで特段悪い状態なわけじゃない。自分のこれまでの道のりと小さな命の力を信じて、大事に、大事に見守っていこうと心に決めました。

そうしてまた1週間後の健診で先生はこう言いました。

「少しずつ大きくなっているから、このまま様子を見ましょう」

先生は「絶対大丈夫」とか「安心して」とむやみに励ましたりはしません。最初はそれが少し物足りないような、あとひと声ほしいようにも思っていたけれど、今わかることを的確に捉え、そのまま伝えてくれる。それこそが先生の優しさな気がして、心にじわーっと沁みました。

1週間おきの健診を重ねていくうちに、先生からこんな言葉をいただけるようになりました。

「袋が通常のサイズに戻ったね。大きくなっていますよ」

そして、初めて言われたこの言葉。

「次の健診までには転院先の病院を決めてきてね」

転院先、それは出産をする病院を意味します。もう、その言葉を聞いたときは本当に嬉しかったです。その反面、やっぱり毎週の健診は緊張の連続で、生きた心地がしませんでした。

「また心臓が止まっていたらどうしよう……」

健診へ向かう道中ではいつも、そんなことがよぎりました。

でも、私のその心配を打ち消すように先生が赤ちゃんの命の状況を教えてくれるのです。

「元気に動いているね。心臓の音、聞こえるよね」

3つ目の病院には、10週目に差し掛かるあたりの時期まで診ていただきました。

そうしてやっと、この病院を卒業するときが来たのです。最後の健診は転院先の病院のことでいつもより長く話し合いましたが、さらりと送り出され病院をあとにしました。

なんだかあっけない最後だったな……と思いつつ、「無事に出産できたら、改めてお礼を言いに来たい！」と前向きな目標ができ、出産後には院長先生をはじめ、看護師や培養士、事務員の皆さまに会いに行きました。私はこの病院にお世話になることができて本当によかったと思っています。

なんと言っても安定感のあるプロフェッショナルな技術で、たくさんの受精卵を作ってくださったこと。余計な感情を含めずに事実だけを伝え、伴走してくださったこと。今でも感謝しかありません。

そうして転院先の大学病院に通いはじめた私。その頃に母子手帳を受け取りました。あのときのほっこりした気持ち、そして「保護者の名前」に自分の名前を書き込んだときに湧きあがった、なんとも言えない、くすぐったいような感覚は今でも覚えています。一方で、当時の私は、高齢出産のリスクを検索しては**最悪のケースを想像してしまい、怖くて仕方なくなることがありました。**

そんななか、初期の検診で診断されたのが「前置胎盤」でした。前置胎盤は母体と赤ちゃんをつなぐ胎盤が正常な位置になく、赤ちゃんの出口を塞いでしまっているため帝王切開をする必要があり、さらにそのときに大量出血を起こすリスクがあるのだそう。

大量出血……その字面だけでも意識が遠のきそうになるのに、それによって母体や赤ちゃんが亡くなってしまうこともあるということを知り、顔面蒼白になりました。私の場合、妊娠8か月頃までは前置胎盤と言われていましたが、結果的に出産前までには改善し、担当の先生の判断で自然分娩に切り替わりました。

そんな私の不安をよそに、お腹の中で必死に鼓動を続けてくれる小さな命。私たち夫婦は赤ちゃんに〝ぽぽちゃん〟という胎児ネームをつけて、祈るような気持ちでいたのです。本当に毎日毎日、お腹に呼びかけていました。

コロナ禍ということもあり、外出はほとんどせず、できるだけ自宅でゆっくりと過ごしていました。あの当時、「コロナに感染した妊婦さんの搬送先が見つからない」といったニュースや、医療機関の混乱ぶりが毎日のように報道されていたので、かなり慎重になっていたのです。

体調の変化を感じながらも、ただただ自宅でYouTubeの撮影や編集に取り組む日々。その当時、すでにチャンネル登録者数も27万人ほどになっていました。週に2回は必ず動画をアップするように決めていたから、そのペースはなるべく崩したくなかったのです。

つわりなどの体調の悪さや不安はありましたが、YouTubeの活動によって一時的にでも忘れることができたし、**視聴者の方々の応援のコメントに本当に救われていました。**

妊娠報告をしていない今、急に動画の更新間隔が空いたりしたら視聴者さんに心配をかけてしまうかもと思い、なるべく悟られないようにそして更新頻度を減らさずに動画を作っていました。

とはいえ、インスタグラムの写真を見て、なんとなくそうなのかもと気づいてくださっていた視聴者さんもいらっしゃったようで、いつも見てくださっている視聴者さんはすごいなと感動したのを覚えています。

何が起きるか本当にわからない妊娠期間。報告のタイミングは私自身がある程度安心できるであろう、安定期を迎えてからにしようと考えていました。

エピソード 06 妊娠報告をしたら登録者数が……

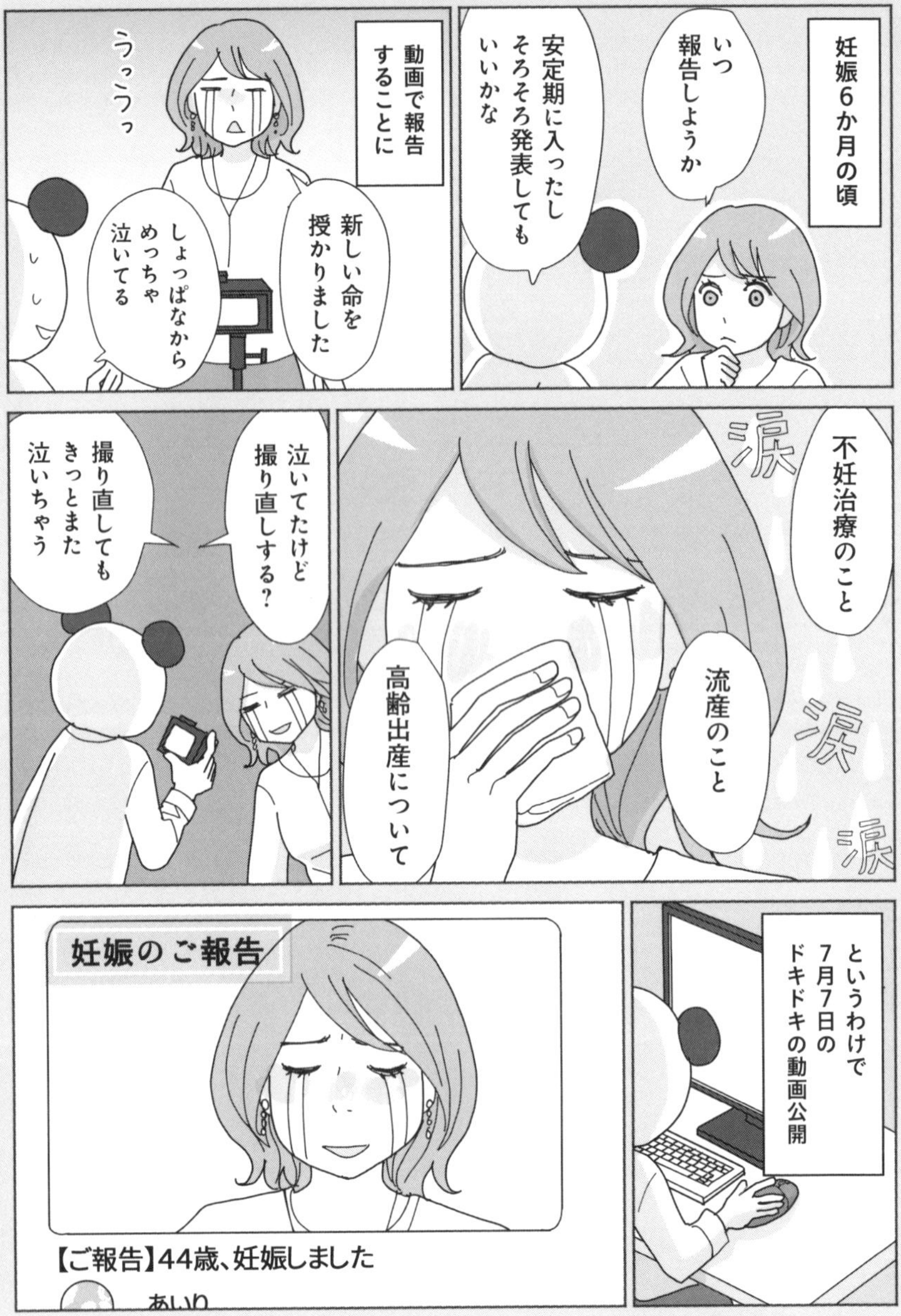
妊娠6か月の頃
いつ報告しようか
安定期に入ったしそろそろ発表してもいいかな
動画で報告することに
うっうっ
新しい命を授かりました
しょっぱなからめっちゃ泣いてる
不妊治療のこと
流産のこと
高齢出産について
涙
涙
涙
泣いてたけど撮り直しする？
撮り直してもきっとまた泣いちゃう
というわけで7月7日のドキドキの動画公開
妊娠のご報告
【ご報告】44歳、妊娠しました
あいり

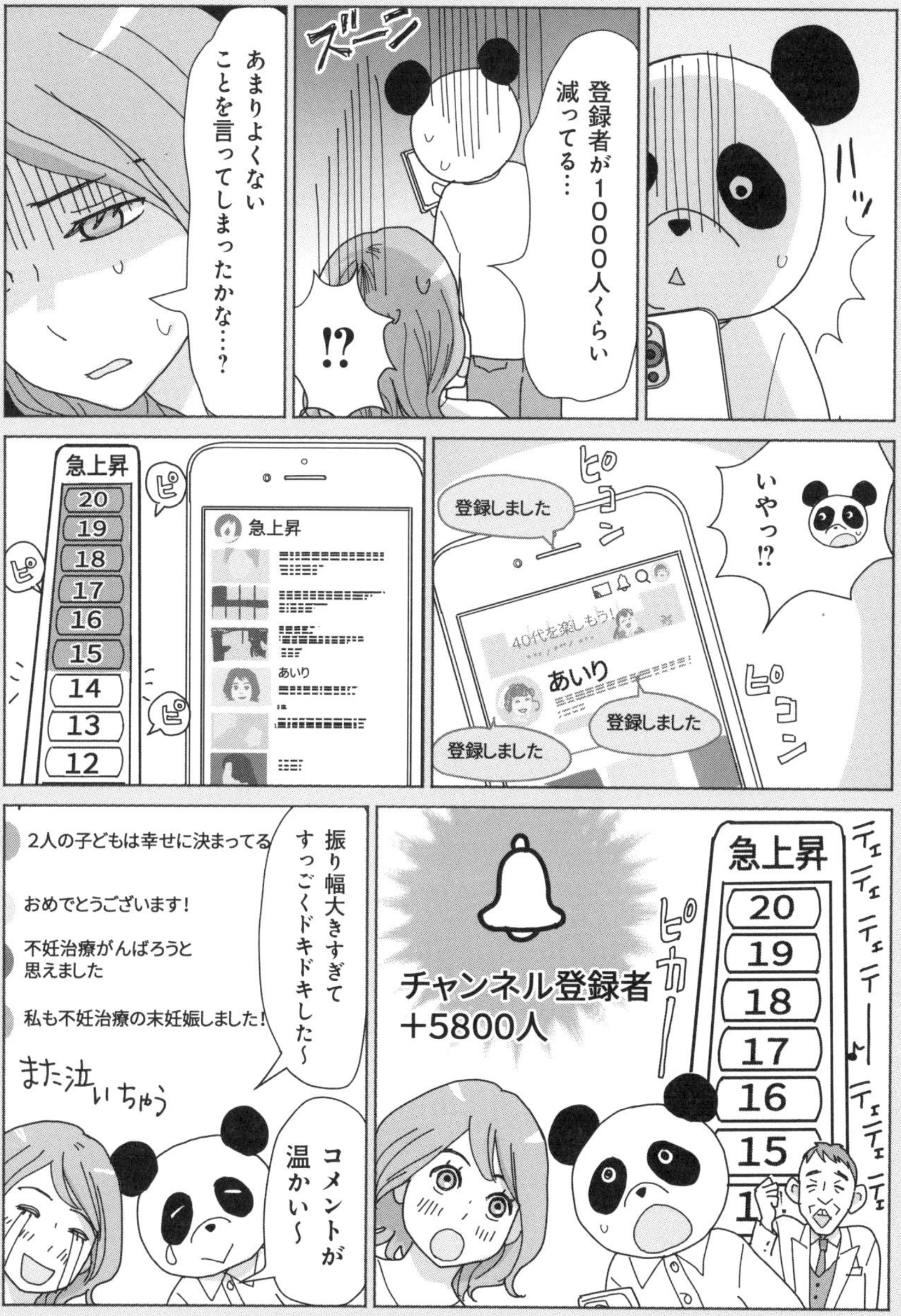
ハッ
ズーン
登録者が1000人くらい減ってる…
!?
あまりよくないことを言ってしまったかな…？
いやっ⁉
ピコン
登録しました
40代を楽しもう！
あいり
ピコン
登録しました
登録しました
急上昇
あいり
ピ
ピ
ピ
急上昇
20
19
18
17
16
15
14
13
12
テェテェテェテー♪テェテェテェ
ピカー
急上昇
20
19
18
17
16
15
チャンネル登録者
+5800人
振り幅大きすぎてすっごくドキドキした～
2人の子どもは幸せに決まってる
おめでとうございます！
不妊治療がんばろうと思えました
私も不妊治療の末妊娠しました！
また泣いちゅう
コメントが温かい～

高齢ママだと子どもはかわいそう？

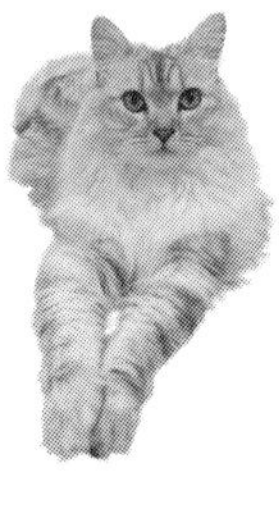

妊娠6か月の安定期を迎えた頃。

「もう大丈夫だろう」

そう思ってYouTubeで妊娠報告をすることにしました。投稿日はやっぱりおめでたい日がいいと思い、2021年7月7日の七夕に決め、投稿時間も19時ちょうどに設定。

この動画の投稿は、もちろんいろんなご意見をいただくだろうと覚悟しながらのことでした。

「わたくしごとですが、このたび、新しい命を授かりました！」

最後の言葉が涙声になってうまく言えず、言い直しました。見てくださっていた方には、取り乱した姿を見せてごめんなさい。

あのときの涙は言葉で説明するのが難しいのですが、「ようやく言えた！」という晴れ晴れとした気持ちからくる嬉し涙ではなく、今までのつらく長い不妊治療の記憶がブワッと思い出されて胸がいっぱいになり、込み上げてきた涙でした。

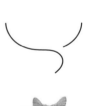

動画公開後は皆さんから、驚くほどたくさんの温かいコメントをいただきました。

「おめでとう！」

「自分のことのように嬉しい」

「私も泣いてしまいました！」

そんなありがたくて、嬉しすぎる数えきれないほどのコメントを一つ一つ読みました。みなさんの優しさが心に沁みて、何度も涙したことを昨日のことのように覚えています。

本当に感謝でいっぱいで、ありがとう以上のありがとう、そんな思いでした。


一方で、心にグサッと突き刺さるようなコメントも多くいただきました。


「障害者を増やすな」

「産まれてくる子どもがかわいそう」


あまりにも行き過ぎた中傷コメントについては、正直、受け流すことができました。ただ、悲しくなってしまったり、改めて考えさせられたりするようなご意見をいただいたのも事実です。

例えば、胎児に先天性の病気や染色体異常があるかどうかを調べる「出生前診断(※10)」を受けたことについての「なぜ受けたのか？ 障害がわかったら、おろすつもりだったのか」というご意見。

診断を受けることの是非、そして、その結果からどんな選択をするか……。これにはみなさん、さまざまな意見を持たれていて当然だと思います。なので、あくまでも私のケースとして聞いてもらえたらと思います。

私の場合、妊娠がわかったときに高齢ということもあって不妊治療のクリニックの先生から「出生前診断は受けたほうがいい」と強くすすめられました。

高齢妊娠では、赤ちゃんがダウン症などの染色体異常や先天性の心疾患をもって産まれてくる可能性が高まるというのはもちろん知っていたので、そういうものなんだと納得し、特に断る理由もなかったので言われた通りに受けたというのが本当のところです。

結果として異常は見つからなかったのですが、診断を受けるメリットとして一つ言えることがあります。それは、妊娠中からその病気や障害についての理解を深め、できる限り夫婦で心の準備をして、赤ちゃんを育てていくための環境づくりができること。さらに出産直後に必要な処置がわかれば、お産をする病院に準備しておいてもらうこともできます。産まれてくる赤ちゃんのためにできる限りのことはしてあげたい。そんな思いで診断を受けました。

そして私が一番つらかったコメントは、子どもが成長したときの私の年齢について指摘するものでした。それは私自身、長い不妊治療の間もずっと自分に問いかけてきたことだったからです。

「子どもが成人するときに65歳って、しんどくない？」
「高校生のときに母親が還暦とか、かわいそう」

本当に、おっしゃる通りだと思います。私もそう思っていました。だからこそ、葛藤していたのです。子どもがどうしてもほしい。でも、母親はなるべく若いほうがいいんだろうなと。不妊治療を続けながら、こんな悩みもずっと抱えていました。

「高齢になってまで、子どもを産むことは自分のわがままなのだろうか」

20代で産めていたら、30代で産めていたら……それに越したことはなかったと今でも思います。私は選んで高齢で妊娠をしたわけではありません。
ただ、ぽぽちゃんという命を奇跡的に授かれた、そのタイミングが44歳という年齢だったのです。

こういったコメントを読みながら、また自問自答して、やっぱり心に強く誓ったのはこんなことでした。

「幸せかどうか」を判断するのは他の誰でもなく、この子自身。
誰になんと言われようと、私がこの子を幸せにする。

そのためにも、できる限り健康に気をつけること。
そして、いつまでも若々しくいるための自分磨きを惜しまずしていこう。

その後の動画には「私も母が44歳のときの子ですが、今すごく幸せです」といった、〝高齢出産で産まれた子ども側〟の方からのコメントもたくさんいただきました。私を励まそうとご自身の経験をコメントに残してくださったこと、本当に嬉しかったです。
「高齢でも、お子さんを立派に幸せに育て上げている先輩ママさんがこんなにたくさんいるんだ！」と、本当に勇気づけていただきました。

自分の幸せを決めるのは、自分。これが私がいつも意識している〝自分軸〟という考え方です。我が子や自分を、年齢差だけで「不幸だ」と、私自身が思わないこと。それが大事なんだと思います。

幸せの定義を自分軸で考えることは、日頃から意識していたつもりでしたが、これがなかなか簡単なことではないのです。不妊治療で行き詰まっていた頃はどうしても「あの人はあんなに幸せそうなのに私は……」と他人軸になってしまっていました。前章でもお話ししましたが、コクーンの「他人と比べるのはやめたほうがいいよ」の言葉をきっかけに、そんな自分に気づき、改めて自分軸を捉え直すことができたのです。

私の隣にコクーンがいること。どうでもいいことで笑い合えること。

ふわふわのメルを撫でているとき。低糖質バナナケーキが上手に焼けたとき。

アイブロウが上手に描けたとき。お気に入りのアユーラの入浴剤を入れてお風呂に入って深呼吸する瞬間。

実は当たり前のような日々のなかに幸せがたくさんあって、見過ごしそうなところをあえて見つけて「幸せ〜」ってしっかり言葉にしてみて感じる。たったこれだけのことだけど、これがものすごく大切で……。

妊娠報告動画にいただいたたくさんのコメントをきっかけに、改めてそんなことを考えたのでした。

※10 生まれてくる前の段階でお腹の中の赤ちゃんに病気や体のつくりの特徴がないか調べたり、健康状態について確認したりする検査。受けるかどうかの選択や、検査結果が出たあとの意思決定に決まった答えはないため、夫婦や家族でよく話し合うことが大切

エピソード 07 妊娠中のファッション

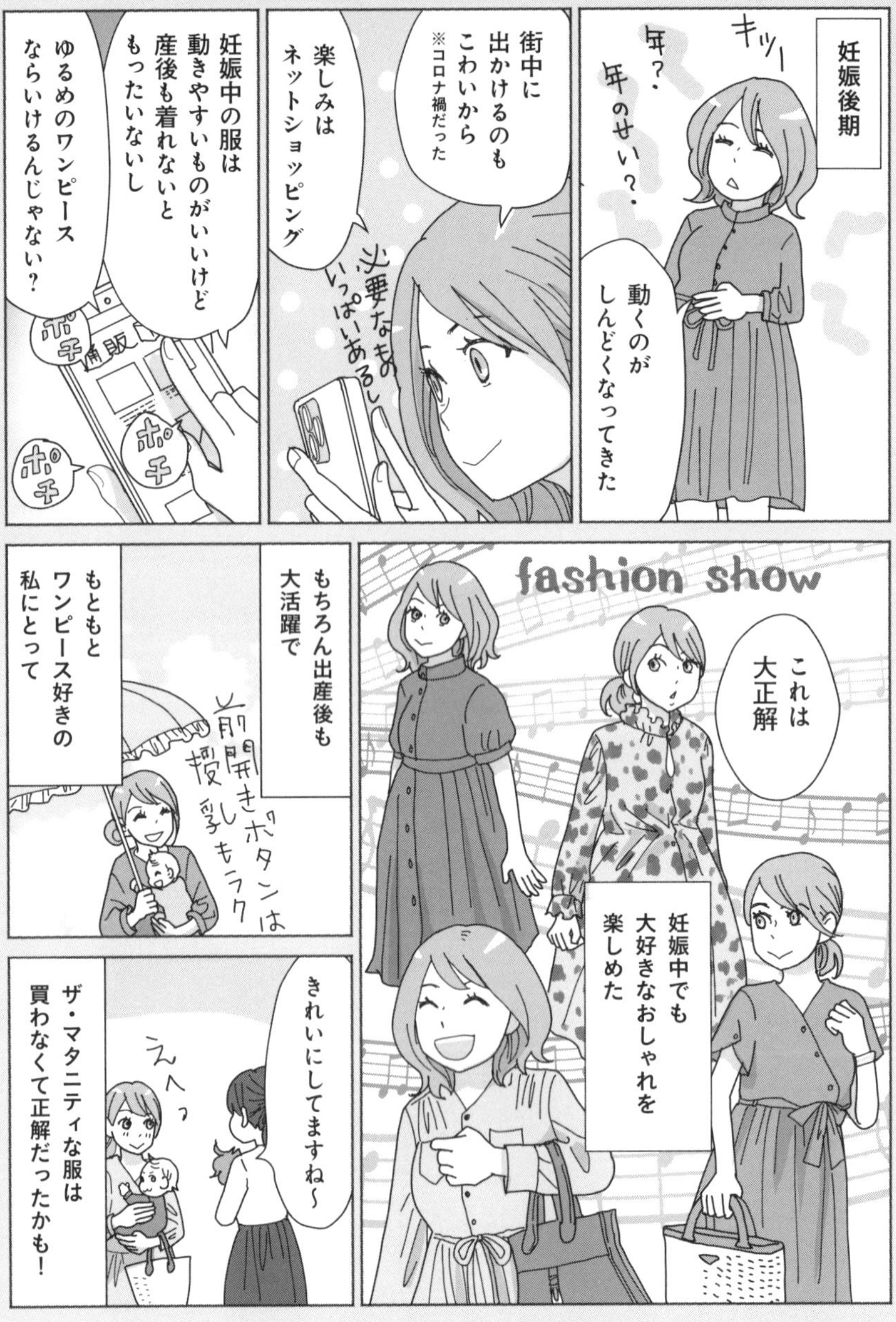

妊娠後期
キッ
年？
年のせい？
動くのがしんどくなってきた
街中に出かけるのもこわいから
※コロナ禍だった
楽しみはネットショッピング
必要なものいっぱいあるし
妊娠中の服は動きやすいものがいいけど産後も着れないともったいないし
ゆるめのワンピースならいけるんじゃない？
通販
ポチ
ポチ
ポチ
fashion show
これは大正解
妊娠中でも大好きなおしゃれを楽しめた
もちろん出産後も大活躍で
前開きボタンは授乳もラク
もともとワンピース好きの私にとって
きれいにしてますね～
えへっ
ザ・マタニティな服は買わなくて正解だったかも！

安定期に入ったのに……切迫早産で入院

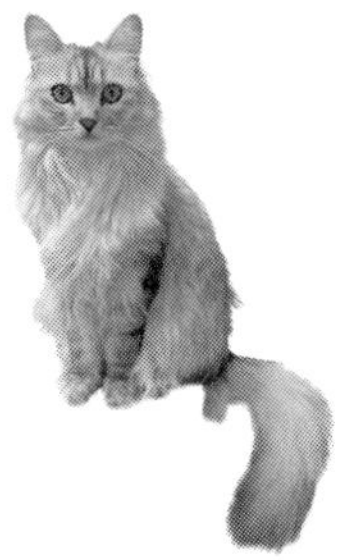

安定期に入り、私とコクーンの両親、近しい友人たちへ妊娠報告をしました。

さーて、ここからは少し安心して過ごしてもいいんじゃない？　マタニティヨガでも始めてみるか……そんなふうに思っていた矢先の出来事でした。

ある日曜の朝。ベッドから起き上がる前に、なんとなく子宮あたりがキューッと締め付けられる感覚が……。なんと言ったらいいのでしょう、とにかく子宮が縮まるような、張るような、なんとも言えない痛みを5～10分に1回くらい感じました。

しかもその痛みがだんだん強くなり、間隔も短くなっていきます。

「どうしたんだろう……」

そう思いながらも家で様子をみることに。すると夜になってトイレに行ったとき、出血していることに気づき、驚いて病院に電話しました。

「なるべく早く病院に来てください！」

そう言われて急いで病院へ向かい、先生に診てもらったのですが、はっきりとした原因がわかりませんでした。

先生の説明によれば、子宮頸管が短い状態を「切迫早産（※11）」というものの、そのときの私の状態は短くなっていたわけではなかったそうで。でも、この子宮の張り方と出血を診て症状を名付けるなら切迫早産だと。

私はそのとき、初めてのことでかなり不安になりましたが、妊娠期間というのはそのような説明しようのない事態になることがあるのだとつくづく感じました。

入院期間は7月中旬から下旬にかけての10日間。絶対安静で一日中寝たきりでした。コロナ禍でコクーンとの面会すら許されず誰にも会えなかったので、とにかく心細く、寂しかったです。

人生初の入院。点滴の管や心電図の線や、お腹の張りを記録する機械など、いろんな管につながれたままで、絶対安静なので歩いていいのはトイレに行くときだけ。1週間ほどはお風呂に入ることも許されず、濡らしたタオルで体を拭いていました。

さらにはいつ退院ができるかもわからないので「これがいつまで続くんだろう」という不安で夜はなかなか眠れず、一人でこっそり泣いてしまったこともありました。

そんななか救いだったことは、個室だったのでスマホでの通話などが自由にできたことでした。一日に何度もある赤ちゃんの心拍確認で先生から「元気に動いてますよ」と教えてもらったり、お腹の張りの状況を教えてもらうたび、家族にＬＩＮＥや通話で報告。夜の電話ではビデオ通話でメルの様子も見せてもらいました。

コロナ禍だったので病院の方針上、誰とも直接会うことはできませんでしたが、24時間つながれた点滴で不自由でしたし、1時間おきに検診があったので、思っていたより忙しい入院生活を送っていました。

入院中、リモートで仕事の打ち合わせをすることもありました。仕事で関わってくださった方々にはかなり心配させてしまいましたが、クライアントに迷惑をかけないよう、病室でもできる仕事をして過ごしました。

そうしているうちにも、だんだんとお腹の張りは落ち着いてきて、退院が見えてきました。心細かったけどお腹の赤ちゃんが一番近くでずっと元気でいてくれたから、それを心の支えに乗り越えることができたのです。

入院から10日後、ようやく退院の日。自宅に戻り、元の生活に戻れることが、本当に嬉しかったです。この入院期間で看護師さんや先生、家族への感謝を改めて感じました。

しかし、実は退院後もトラブルは続きました。

体重が増えすぎないようにと大好きな甘い物はできるだけ控え、食事は魚多め、ご飯控えめを意識。その成果か、体重増加は10kgで抑えることができました。にもかかわらず、退院直後の健診で、今度は「妊娠糖尿病（※12）」の診断を受けてしまったのです……。

病院での「ブドウ糖負荷試験（※13）」で、空腹時の血糖値が標準値よりも1mg／dLだけ高かったのです。正直、ものすごくショックでした。かなり気をつけていたつもりだったけど、それでも足りなかったんだ、と……。

即座に入院や治療が必要な数値ではありませんでしたが、そこからがまた大変で。

先生から「ごめんね、病院の決まりだから少しでもオーバーしたらみんなにやってもらわないといけないの」と課されたのが、2週間に一度の産婦人科の健診に加え、内科を受診すること。これが意外と待ち時間が長く、病院だけで一日がほぼ終わることもありました。そしてもう一つが毎日の血糖値測定。血糖自己測定器を使い、1日6回、食事の前後に指の先から自分で採血をして、血糖値の変動を記録することになったのです。これが痛いし怖いし、何より1日6回という頻度が本当につらかった……。

先生からは普段の食事についてこんなことを厳しく注意され、しっかり守って過ごしました。

- お腹いっぱい食べず、腹八分目にとどめる
- よく噛み、ゆっくり時間をかけて食べる
- 食べる順番は食物繊維→タンパク質→炭水化物や芋など

糖質については「完全に抜いてはダメ」と言われていたので、もちろん今まで以上に気をつけな

がらも、完全除去にはしていませんでした。この時期は「ラカント」という植物由来甘味料を使った、低糖質のスイーツ作りにハマっていました。バナナを使ったマフィンやケーキ、豆腐とチョコを混ぜたテリーヌ、ドーナツなどもよく作りました。

診断されたときはショックでしたが、これをきっかけに食生活をさらに見直せたことは本当に良かったと思います。**制限された生活のなかでもいかに楽しみを見つけるか。**これは妊娠期間中だけでなく、いつも私が心がけていることです。

切迫早産、妊娠糖尿病と立て続いたので、なるべく安静に過ごしたほうがいいのかと勝手に思い、できるだけ体を動かさない生活をしていました。それを健診のときに先生に伝えたら、今度はこう言われました。

「いや、寝たきりじゃなくてもいいですよ」

「なるべく生活の日常動作くらいの範囲で動けるときは動いてみましょう」

それからは、家の中の荷物の整理をしたりと意識して動くようになりました。お腹が日に日に大きくなるので、動きに制限がかかってかなり大変。とくに湯船に入るときは「よっこいしょ」なんて声が出るほど。自分の動きが日に日にスローになっていくのを感じていました。

そうそう、それと私の場合、増えた体重は10kgほどだったにもかかわらず、お腹が通常よりも大きくなってしまったんです。先生にも「体重の増加と比較して、お腹が大きくなりすぎている」と言われたほどでした。おかげで落ちているものを拾ったり、立ち上がったりがつらく、お風呂に入るのもひと苦労でした。さらには皮膚が伸びに伸びてしまったからか、お腹の激しいかゆみに襲われるようになってしまったんです。

もう、かゆくてかゆくて、たまりませんでしたが、思いっ切り掻くこともできず、かなりストレスを感じていました。妊娠線ができたらそれはそれで勲章だと思っていましたが、なるべくできないようにと毎日、毎日クリームやオイルを塗っていました。でもそれだけではかゆみはまったくおさまりませんでした。さらには病院で処方してもらったかゆみ止めを塗ってもおさまらず……。服の上からさすったりしてなんとか耐えていました。

安定期を迎えたあとに、数々のトラブルに見舞われてしまった私。いくら何を気をつけていたとしても、出産までは何が起こるかわからないと改めて思い知ったのです。

※11　妊娠22〜36週に子宮収縮（お腹の張り）や子宮頸管の短縮など、早産の兆候が現れる状態で、安静や治療により早産を防ぐことが必要になる

※12　妊娠中に発症する糖代謝異常。妊娠によるホルモン変化がインスリンの働きを妨げ、血糖値が上昇することで起こる。母子の健康に影響を与えるため、食事療法やインスリン注射などによる血糖値のコントロールが必要

※13　糖分の入った検査用のジュースを飲んで血糖値がどう変化するかを調べる検査。通常は空腹時、飲んでから1時間後、2時間後の血糖値を調べることで妊娠糖尿病の診断をする

エピソード 08　つわりの救世主を発見!

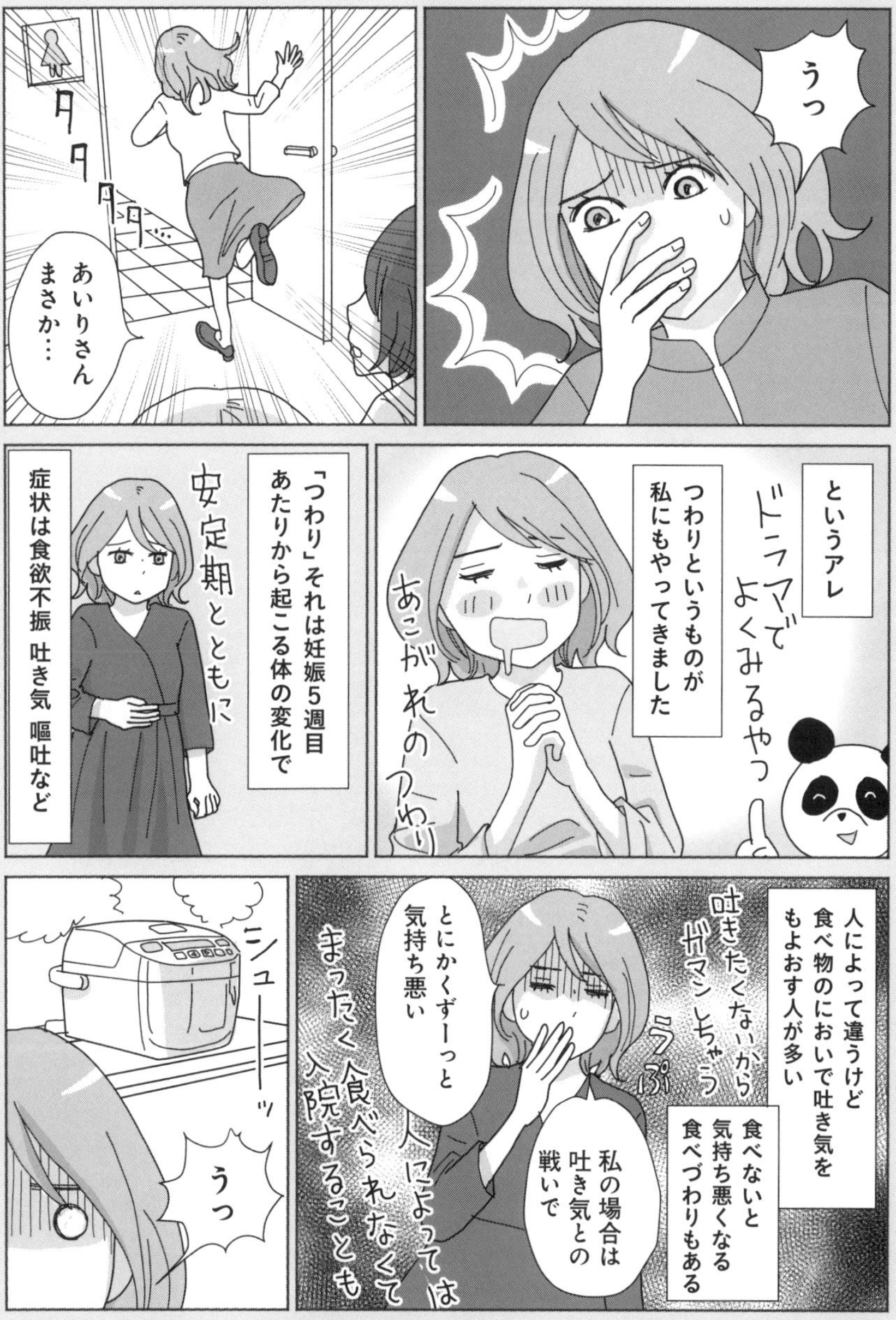
うっ
タタタタ
あいりさん まさか…
というアレ
ドラマでよくみるやつ
つわりというものが私にもやってきました
あこがれのつわり
「つわり」それは妊娠5週目あたりから起こる体の変化で
安定期とともに
症状は食欲不振 吐き気 嘔吐など
人によって違うけど食べ物のにおいで吐き気をもよおす人が多い
吐きたくないからガマンしちゃう
うぷ
食べないと気持ち悪くなる食べづわりもある
私の場合は吐き気との戦いで
とにかくずーっと気持ち悪い
人によっては
まったく食べられなくて入院することも
シューーーッ
うっ

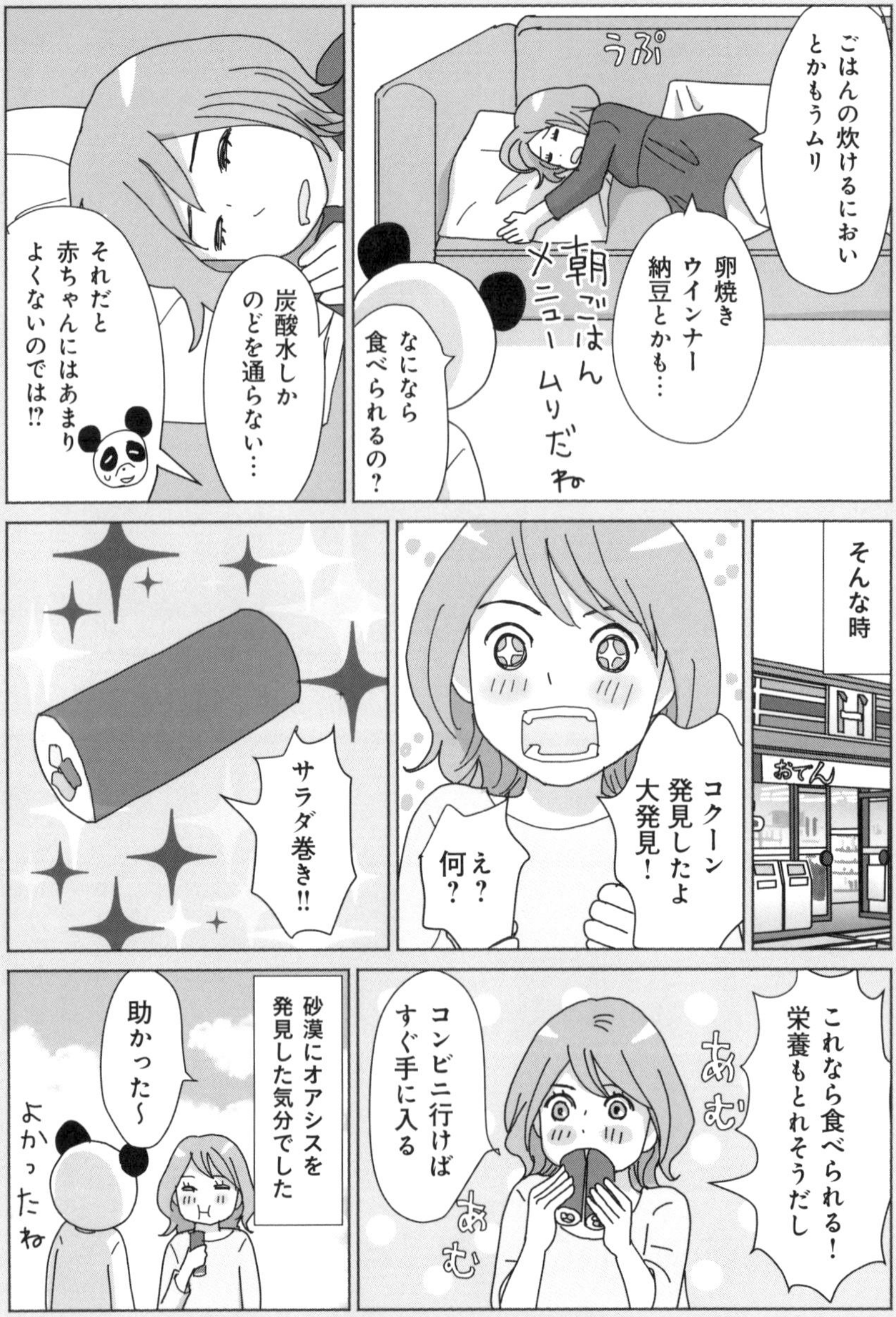
ごはんの炊けるにおいとかもうムリ
うぷ
卵焼き
ウインナー
納豆とかも…
朝ごはんメニュームリだね
なにならたべられるの？
炭酸水しかのどを通らない…
それだと赤ちゃんにはあまりよくないのでは!?
そんな時
おでん
コクーン発見したよ大発見！
え？何？
サラダ巻き!!
これなら食べられる！栄養もとれそうだし
あむ
あむ
コンビニ行けばすぐ手に入る
砂漠にオアシスを発見した気分でした
助かった〜
よかったね

幸せに満ちていた臨月の期間

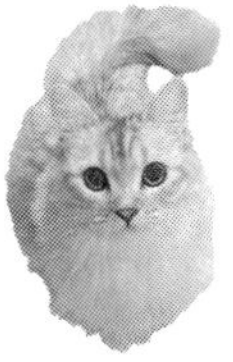

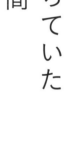

思い返せば、妊娠初期は前置胎盤の診断に始まり、「高齢出産　リスク」と検索をしては震え上がり、中期以降は切迫早産、妊娠糖尿病の診断をされたりと、本当にいろいろありました。でも、出産までの最後の1か月間は奇跡的に穏やかで幸せな時間を過ごすことができたように思います。

それは私の体にも表れていたようで、不妊治療期間、そして妊娠してからもずっとお世話になっていた鍼灸院の先生からも「体が温まっている」「今までみてきたなかで今が一番、体の調子が良いと思う」と言われていました。

妊娠後期に入ったころ、YouTubeの新たな機能として使えるようになった「ショート動画」で何をしようかと考えているとき、コクーンが「100日後に出産する妻の観察日記」という企画を提案してくれました。

しかし、それまでの私のYouTubeチャンネルのコンセプトは「40代向けの美容」を中心に、日用品の購入品、夫婦の日常を映したVlog動画がほとんどだったので、妊娠後期のリアルな姿をお見せするこの企画を始めることには、とても迷いがありました。急にジャンルの違う動画を上げてしまうと視聴者さんが戸惑うのではないかと考えていたからです。

初回の投稿日直前まで動画を投稿するか悩みましたが、視聴者さんに、今までと違った視点で楽しんでいただけたらと思い**「ありのままを伝えていく」**という決意とともに企画をスタートさせました。

100日間のショート動画はほぼコクーンが考えた企画で、あみだくじで晩御飯を決めたり、その日のコーディネートを紹介したり、低糖質スイーツを作ったりという毎日の日常を切り取った内容でした。なかにはすっぴん&部屋着でソファでゴロゴロ……といった私が想像していた以上にリアルで恥ずかしいところも撮影していたので、これが公開されたら視聴者さんはどんな反応をするんだろうとドキドキしていました。

でも、蓋を開けてみると「素のあいりさんが見られて楽しい!」「いつもの企画で見るあいりさんとは違って新鮮だった」「出産まで応援したい!」といった、とても温かいお声が多く、本当に安堵しました。

100日企画でいただいたこのようなコメントは、正直私にとっては予想外の反応でした。普段の動画でも自分としては素を出しているつもりだったので、このとき初めて「今までは素を出せていなかったんだ!」と気づかせてもらいました。

また、動画の撮影や編集に追われていたこの時期、体調が良かったとはいえ、お腹が大きくなり体はとても重く、あたりまえですが45歳目前で体力のない私にとって生活は不自由そのもの。自分の足元すら見えないので、ころんだりしないかと怯えながら歩いていました。少しの間、立ったり座ったりしているだけで腰が痛くなり、料理や洗濯などの家事はもちろんのこと、お手洗いや入浴などの日常の動作ひとつひとつが気軽にできなくなりました。

そんななか、たまたま臨月の時期に自動車免許の更新が重なって、当時の自宅から少し距離のある免許更新センターまで行かなくてはならなくなり……(後から知りましたが、事情によっては更新期間前に手続きすることができるそう)。当時はいわゆる〝ブルー免許〟だったので視力測定や写真撮影のあと1時間程度の座学が組み込まれていたのですが、イスは硬く、持参したクッションを使っても腰や背中が痛くなり、自宅に戻った後、時間が経つにつれ、さらにつらくなっていった記憶があります。

妊娠後期、妊娠する前からもっと体力をつけておけばよかったとひどく反省をした時期でした。

そんなふうにドタバタと臨月まで動画撮影や日々のさまざまな雑務に追われながらも、まったりとした瞬間といえば、やはりなんと言っても、胎動を感じる瞬間。お腹の中で赤ちゃんがグルングルンと元気に動いている感覚は、すごく不思議だけどとっても幸せでした。

ときには、お腹のかたちが大きく変わるくらい元気に手足を動かすことも。「すごい、すごい！」とその動きを動画撮影しようとすると、なぜかピタッと静かになり……。まるで私が撮影しようとしていることに気づいたのかと思うようなタイミングにクスッと笑ってしまうこともありました。

臨月に入ってからは2週間に一度の妊婦健診が1週間に一度に変わり、いよいよだなと気合いが入りました。本当にお腹の中でちゃんと育っているのか不安でしたが、毎度毎度、ぽぽちゃんの心臓がとても力強く動いてくれていて、先生からも「とても元気ですよ」「順調ですね」と毎回褒めていただけたので、それだけが救いでした。

ああ、こんな時間を過ごせるときが来るなんて。つらかった不妊治療の日々の苦しさや悲しさ、流産してしまったときの胸が引き裂かれるような思いですら、すべてが浄化されるようでした。

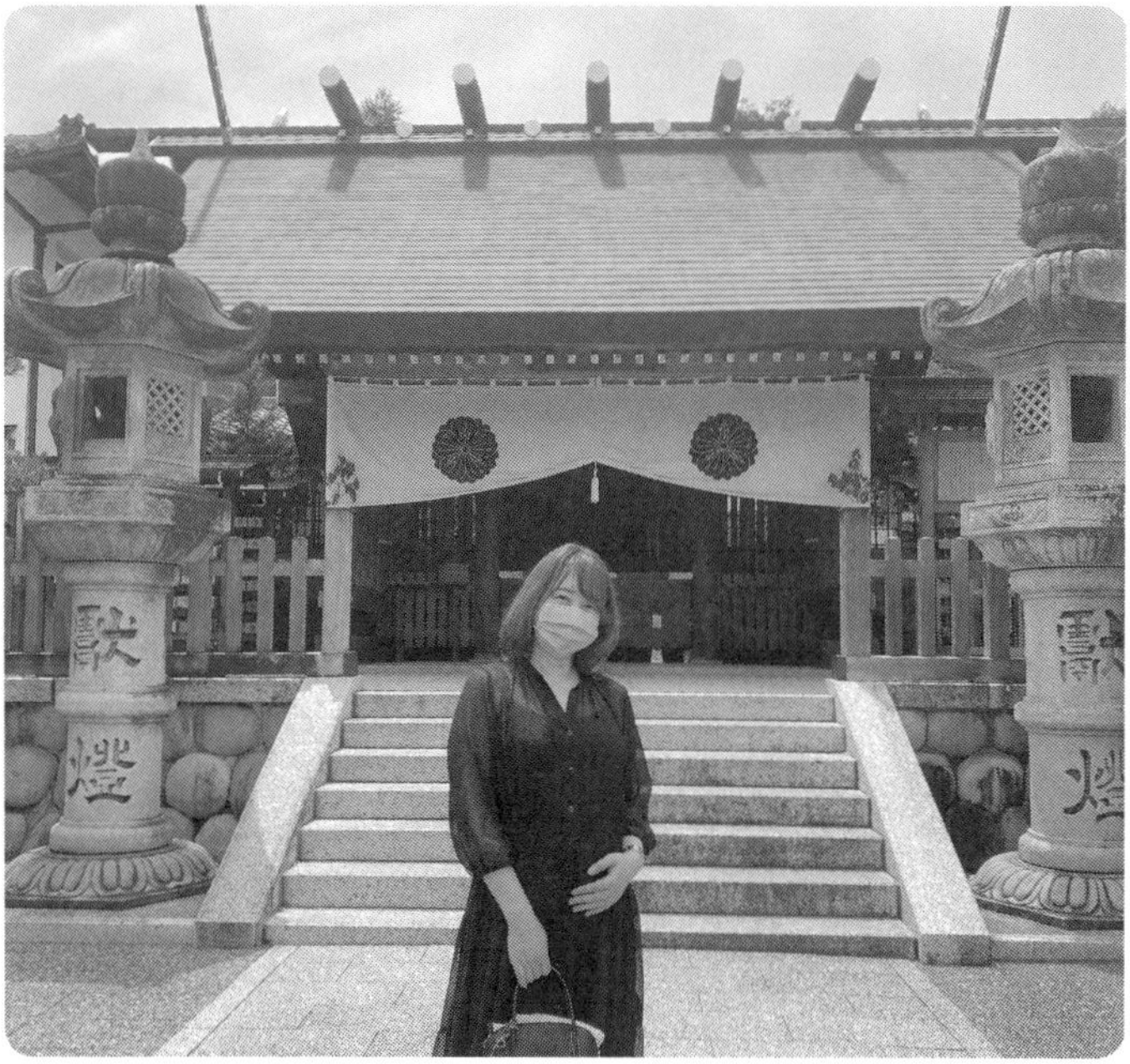

安定期に入り、神社へ安産祈願に行ったときの写真。このときは後日、切迫早産で入院になるとは思ってもいませんでした……

高齢妊娠・高齢出産のリスクって？

二子玉川女性のクリニック院長
佐賀絵美

高齢妊娠とは、一般的に35歳以上の女性の妊娠を指します。では、その境界がどうして「35歳」なのか知っていますか？

それは、35歳あたりから妊娠率がガクンと下がり、逆に流産率は上がるというデータがあるから。卵子の数と質は加齢と共に低下するため、例えば25〜30歳の女性の月経周期あたりの妊娠率が約25〜30％であるのに対し、35歳になるとその確率が約18％にまで減少すると言われています。

また、30代前半までの女性の流産率が約15％以下であるのに対し、30代後半では流産率は約20〜25％に上昇。さらに40歳で妊娠した場合には流産率は約40〜50％以上、45歳くらいでは約90％以上になります。これは、染色体異常などのリスクが加齢とともに増加することが一因です。

無事、正常に妊娠できたとしても、高齢妊婦さんは妊娠高血圧症候群や妊娠糖尿病などの合併症リスクも高まります。これらは母体や赤ちゃんの健康に影響することがあるので注意が必要……とは言え、普段の生活で気をつけていても遺伝や体質によって、発症してしまう方はいます。自分を責めすぎるとストレスになってしまうので、医師と相談しながら食生活などを見直していくことが大切です。

そして出産時。高齢妊婦さんは特に体力を消耗しやすいので、日頃の体作りがとっても大切。妊娠前から適度な運動を習慣にしておくといいでしょう。妊娠中も、安定期に入り体調が良いときは医師とも相談しながらウォーキングなど軽い運動

女性の年齢と妊孕率《にんようりつ》（妊娠する力）

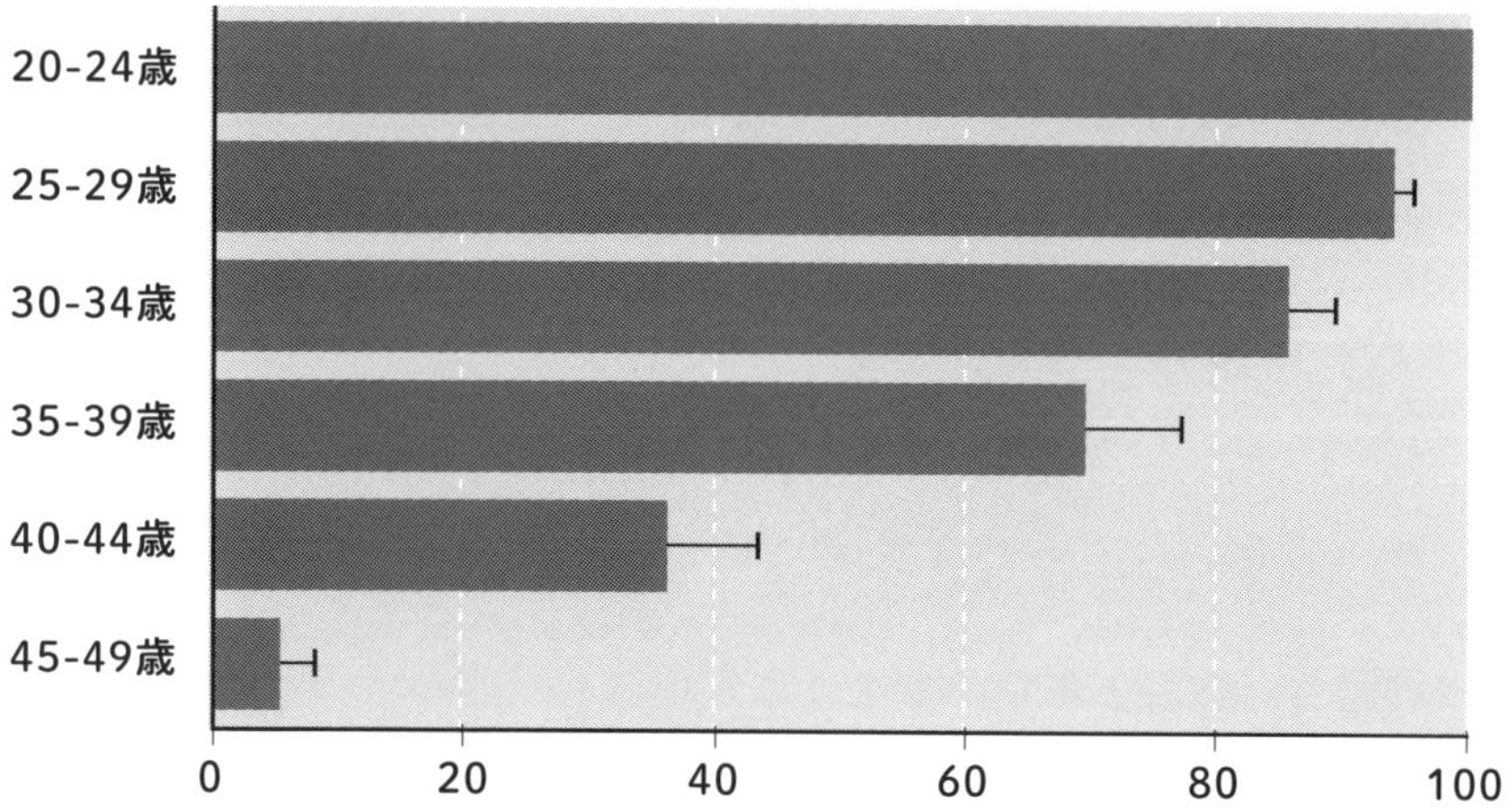

日本生殖医学会サイトを元に編集部が作成。
妊孕率は女性1000人あたりの出生数を元に20～24歳を100％として計算されたもの

を取り入れることもおすすめ。もちろん無理は禁物ですよ！

高齢出産の場合、出産時の母体や赤ちゃんのリスクもやや高まるため、そこも踏まえて分娩施設を選択したほうがいいでしょう。安心なのは大学病院や総合病院。あいりさんが産後に輸血を受け、お子さんがすぐにＮＩＣＵで治療を受けられたように、他科との連携が充実しているためです。

一方、助産院や産婦人科医院は設備やスタッフの体制に限りがあり、その施設での処置が難しいケースでは提携の大きな病院に搬送されます。一刻を争う状況ではこのタイムラグがリスクとなることも。そのため高齢妊婦さんは施設側が受け入れを断っていることも少なくありません。

なんだか怖い話ばかりで心苦しいのですが、なんとなくでも心に留めておいてもらい、今後の参考にしていただければと思います。

COLUMN 2

視聴者さんから聞いた

高齢出産のメリット

出産は若いうちがいいと今でも思っているけれど、結果的に高齢出産となった私。生まれてくる我が子との年齢差に悩んでいるとき、視聴者さんからコメントで教えていただいた「高齢出産で良かったこと」がとてもありがたかったので、ここで私が実際に感じたことと共に一挙紹介したいと思います！

① 経済的な不安が少ない！

不妊治療にはかなりのお金がかかったけれど……子どもを授かるまでに夫婦でしっかり働くことができ、ある程度の蓄えがあったので金銭面での不安は少なかったです。

② 身近に先輩ママがたくさんいる！

すでに出産を経験している同世代の友達も多く、妊娠、出産、育児と困ったときに相談できる先輩ママが周りにたくさんいて心強かったし、とても助けられました！

③ 精神的にゆとりがある気がする！

歳を重ねるなかでいろんな経験をしてきたので、初めての出産は思っていたより冷静でした。育児で大変な場面でも「なるほど。こんな感じなのか」「こういうときはこうすればいいのね～」と落ち着いて対処できています。若い頃の私だったら、こうはいかなかった気がする。

④ “若々しく健康でありたい”というモチベーションが高い！

「子どものために、いつまでも若々しく健康でありたい！」と思う気持ちが強く、それが日々の生きる活力に繋がっています。ウォーキングやピラティスをはじめとした体力作りや、人間ドックも毎年受けるようになりました。

⑤ 二人の時間を満喫した上で育児に向き合える！

夫婦二人の時間や友達との時間を十分に楽しんだので、妊娠前の生活に未練なく育児に向き合えています。夫婦二人で価値観をすり合わせる時間がたくさんあったことは、育児をする上でのチームワークにも繋がっているかも。

3
章

出産
編

エピソード 09 ｜ 陣痛ジンクスやってみた

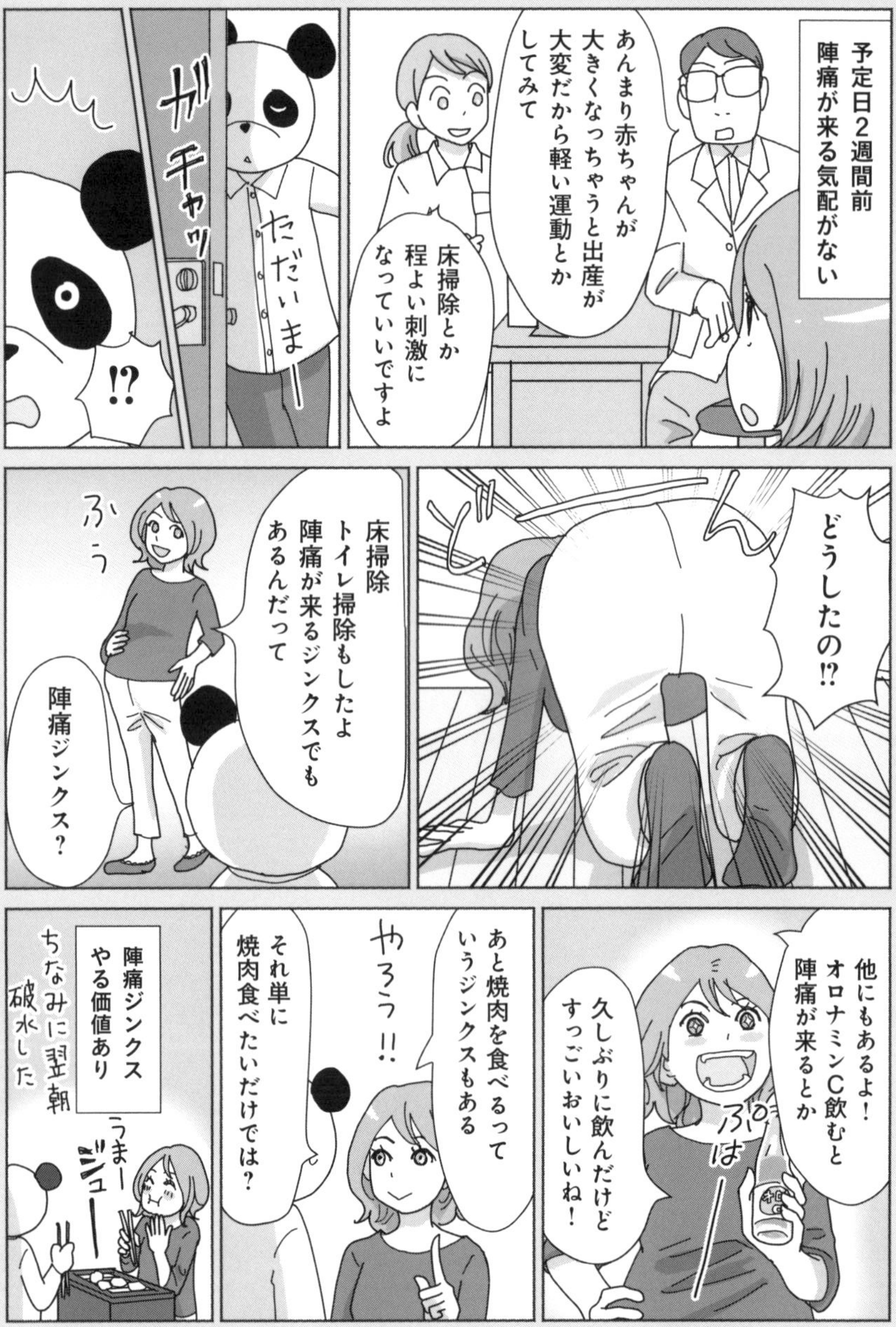

予定日2週間前 陣痛が来る気配がない
あんまり赤ちゃんが大きくなっちゃうと出産が大変だから軽い運動とかしてみて
床掃除とか程よい刺激になっていいですよ
ガチャッ
ただいまー
!?
どうしたの!?
ふう
床掃除 トイレ掃除もしたよ 陣痛が来るジンクスでもあるんだって
陣痛ジンクス?
他にもあるよ! オロナミンC飲むと陣痛が来るとか
久しぶりに飲んだけどすっごいおいしいね!
ぷはー
あと焼肉を食べるっていうジンクスもある
やろう!!
それ単に焼肉食べたいだけでは?
陣痛ジンクス やる価値あり
ちなみに翌朝破水した
うまー
ジュー

妊娠後期にした赤ちゃんを迎える準備

不妊治療中から、ずっと行ってみたかった憧れの「アカチャンホンポ」。妊娠8か月ごろ、初めて訪れたときはその品揃えの多さに感動しました。新生児用の小さな小さなお洋服やいろんな赤ちゃんグッズが並ぶ店内を歩くだけでも楽しかったのを覚えています。

ネットで購入したものも多いですが、出産前に準備したアイテムのなかで、とくに悩んだのがベビーベッドでした。大きさや高さ、デザイン、本当にいろんな種類があって、私の好みと我が家のレイアウトにピッタリ合うベビーベッドを見つけようと、育児中の友達に相談したりしながら悩みに悩んで決めました。

赤ちゃんをお迎えするのに必要なグッズが想像より多くて驚きました。あれこれ揃えて準備万端にしようと思うとキリがなく、何を買おう、どうしようと悩んだりしましたが、こんなふうに私が赤ちゃん用品を買う日がくるとは……と思うと本当に感慨深いものがありました。

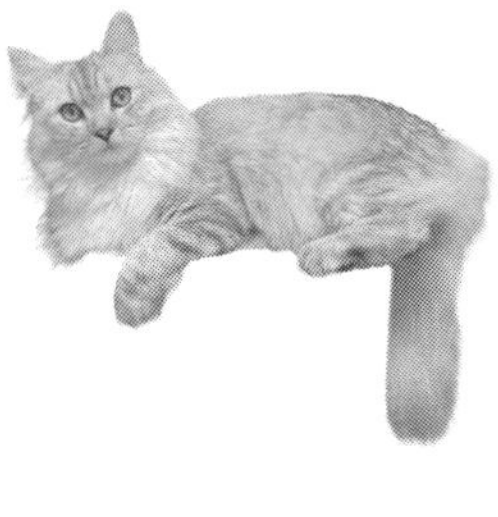

ここで私が購入した赤ちゃんグッズのなかでも特に買って良かったと思うものと、そうでもなかったものを紹介してみたいと思います。

買って良かったものは「電動の鼻水吸引器」とミルクを作るときにお湯を沸かしたり、指定の温度で保温をしてくれる「電気ポット」、あとはニトリの「コードレスLEDランタン」です。

鼻水吸引器は鼻が詰まって苦しそうなときに、新生児期から大活躍してくれました。電気ポットは夜中の授乳のとき、ベッドの横に置いてすぐにミルクを作ることができるので助かりましたし、ライトも夜中の授乳時に重宝しました。

そして妊娠中から産後までお世話になったのは、抱き枕にも授乳クッションにもなるバナナ型のクッションでした。妊娠後期は大きなお腹の重さで苦しくてなかなか眠れないのですが、横向き寝をうまい具合にサポートしてくれます。そして産後はドーナツ型に変形させると授乳中の赤ちゃんを支えてくれるというスグレモノ。長いこと一緒に生活していたので、処分するときは少しだけ名残惜しかったです。

逆に出番がなかったのは「おしりふきウォーマー」。産後すぐに冬を迎えるのでおしりがひんやりするとかわいそうかな〜と思って購入したのですが、これはほとんど使いませんでした。冷たさに敏感な赤ちゃんならあったほうがいいのかもしれませんが、我が家は早い段階で完全に使わなくなってしまいました。

ああでもない、こうでもないと言いながら赤ちゃんグッズを買い揃えていった妊娠後期。この期間で一番思い出深いのは、赤ちゃんの名付けです。優柔不断な私は、出生届の提出期限である14日以内（出生の日を含む）で名前を決められる自信がなかったので、どうしても名前を決めてから出産に臨みたかったのです。

後述しますが、私の出産はなかなか壮絶なものだったので、妊娠中に決めておいて結果的には正解でした。

名前は親が我が子にできる最初の贈り物。そんな言葉をどこかで見て、確かにその通りだと思った私には、名前に込めたいメッセージがありました。それは、

「自分の気持ちにまっすぐに生きてほしい」

という願い。私のこれまでの人生を振り返ると、自分に正直なようでいて、そうではなかったような……そんな気がしていたから。我が子には自分の気持ちを大切にして、思うがままに未来を切り開いていってほしいと思っていたのです。

一生ものだからこそ、誰もが発音しやすく、書きやすい名前。そして字画もバッチリで……。そんなことに思いをめぐらせながら、しっくりくる名前を一生懸命探しました。

一方で、コクーンはというと「あいりが良いと思った名前でいいよ」と完全お任せのスタンス……と見せかけて、いざ提案してみると「う〜ん……」と、なかなかGOを出してくれないという厄

介なタイプ（笑）。そんなこんなで毎日毎日、姓名判断サイトとにらめっこしながら、最終的には二人が納得できる名前に決めることができました。

この頃はお腹がかなり大きくて、自分で自分の足元が見えないほど。思えば初期から中期にかけて、年齢的にすでにハイリスクな上、前置胎盤や逆子（※14）まで指摘され、怖くて仕方なかった時期もありました。そして後期は後期で、今度は陣痛や出産の痛みに耐えられるかどうかという不安がどんどん大きくなっていきました。

でも臨月に入り、予定日が近づくにつれその怖さが薄れていき、**「早く会いたい」**という気持ちのほうが大きくなっていったのです。腹が決まったというか、もう何も怖いものはないとすら思えた。それは、あまりにもつらくて長い不妊治療を経験したおかげもあるかもしれません。

お腹の子を信じて、そのときを穏やかに待ちたい、毎日をそんな気持ちで過ごしていました。予定日の11月といえば私とコクーンの誕生月。11月に産まれてくれたら、今よりもっと大切な月になるなぁ、なんて考えながら、一日一日を大切に過ごしていました。

※14　妊娠中や出産時に赤ちゃんの頭が子宮の上部に位置し、足やお尻が子宮口のほうを向いている状態のこと。分娩時のリスクが高まることがある

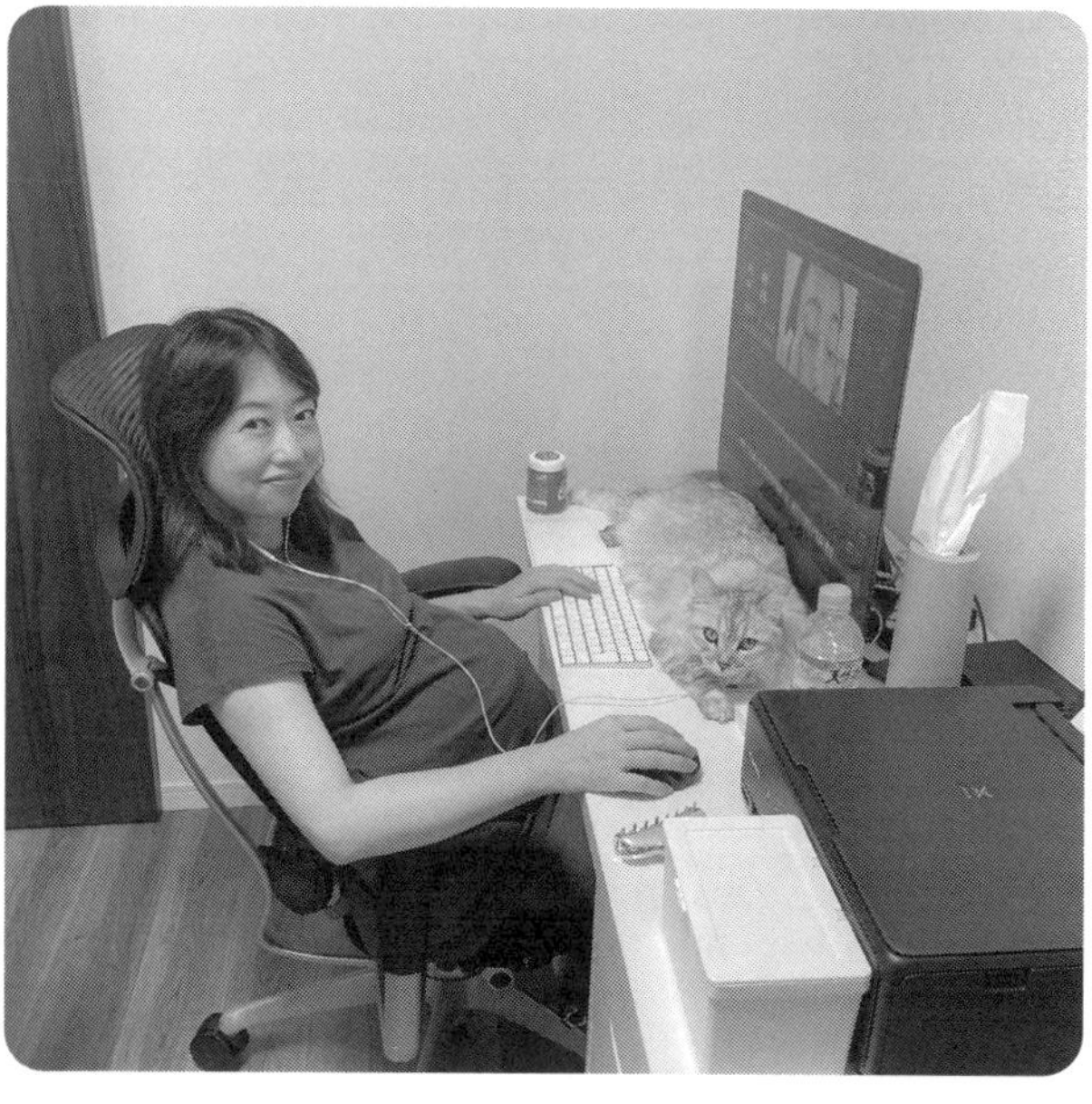

出産後の生活がまったく読めなかったので、今のうちに動画を作っておこうと妊娠後期もこんな感じで動画の撮影・編集に追われていました

エピソード 10 痛みと恥ずかしさ、どっちが勝つ？

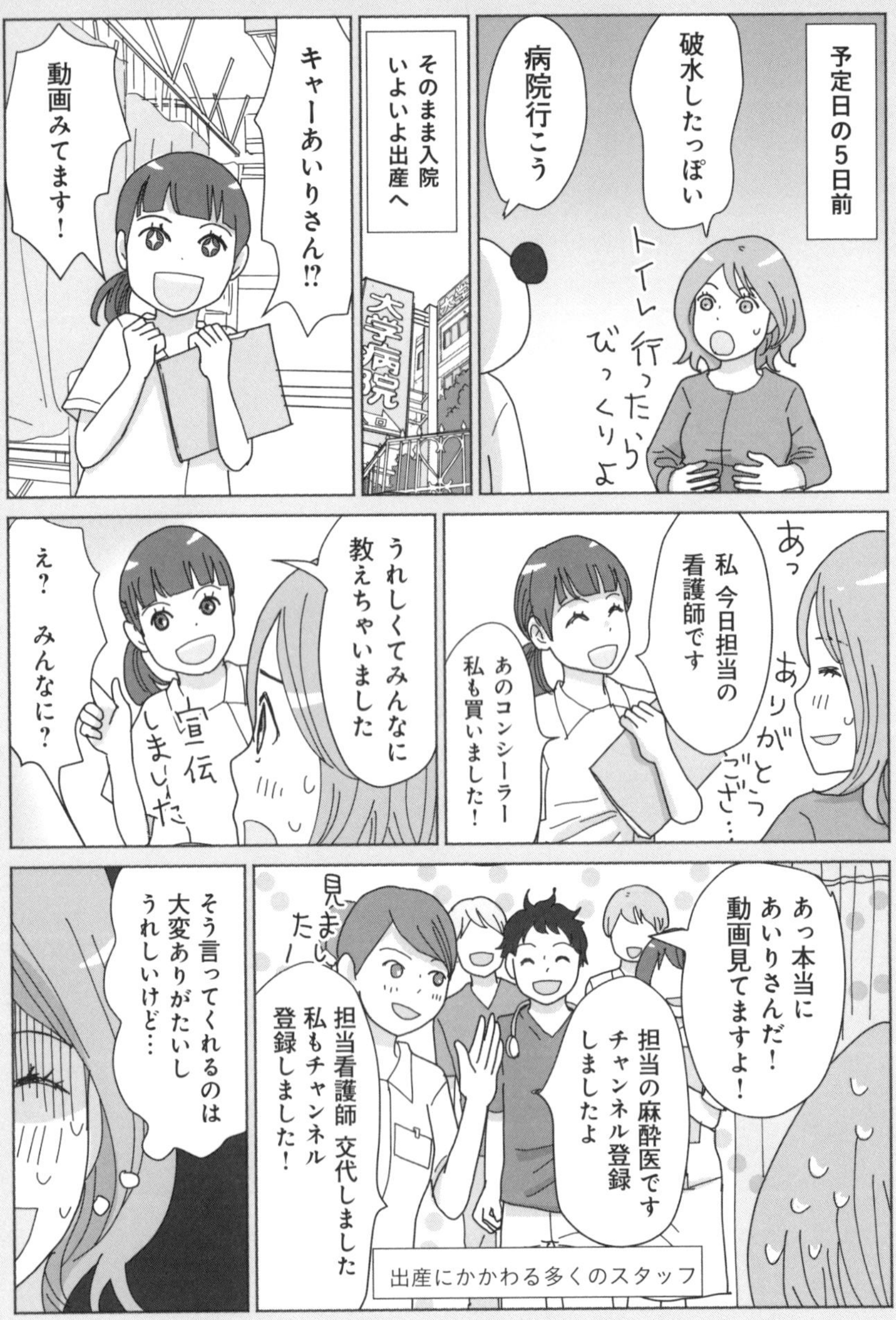
予定日の5日前
破水したっぽい
病院行こう
トイレ行ったらびっくりよ
そのまま入院 いよいよ出産へ
キャーあいりさん!?
動画みてます！
あっ
私 今日担当の看護師です
あのコンシーラー私も買いました！
ありがとうござ…
うれしくてみんなに教えちゃいました
宣伝しました
え？ みんなに？
あっ本当にあいりさんだ！動画見てますよ！
担当の麻酔医です チャンネル登録しましたよ
見ました！
担当看護師 交代しました 私もチャンネル登録しました！
出産にかかわる多くのスタッフ
そう言ってくれるのは大変ありがたいし うれしいけど…

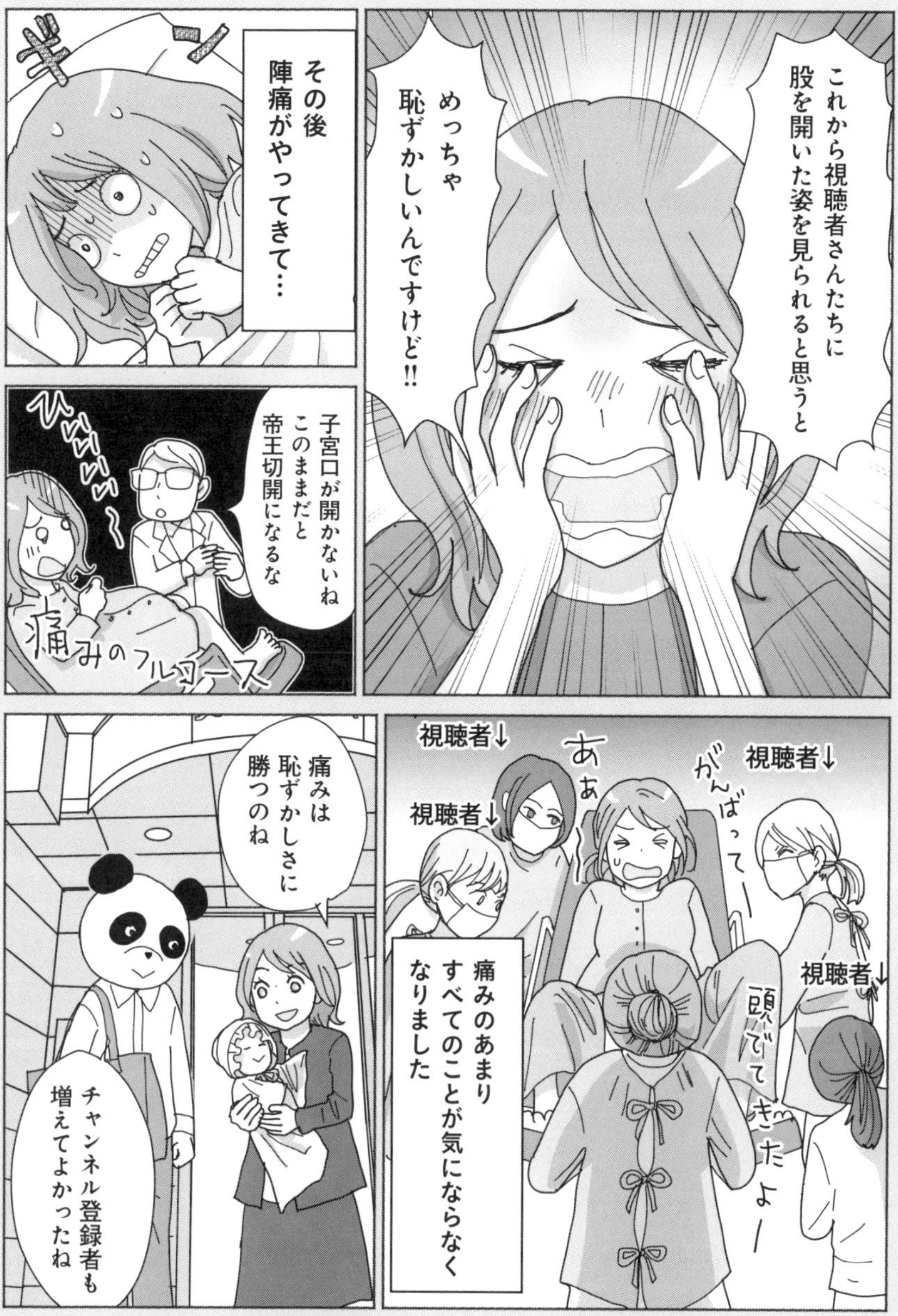
これから視聴者さんたちに股を開いた姿を見られると思うと
めっちゃ恥ずかしいんですけど!!
その後陣痛がやってきて…
子宮口が開かないね このままだと帝王切開になるな
ひぃぃぃぃ~
痛みのフルコース
視聴者↓
視聴者↓
視聴者↓
視聴者↓
あぁ
がんばってー
頭でてきたよー
痛みのあまりすべてのことが気にならなくなりました
痛みは恥ずかしさに勝つのね
チャンネル登録者も増えてよかったね

33時間におよぶ孤独な戦いが始まる……

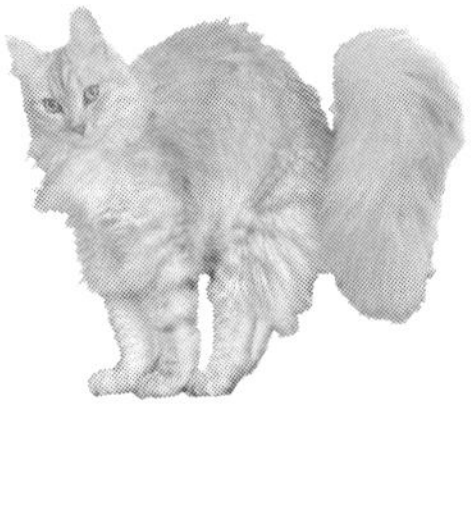

予定日が近づくとお腹で膀胱が圧迫されて、夜明け前にトイレに起きる日が増えました。ある日、早朝4時頃のトイレでのこと。

「ポタポタッ」

生ぬるいなにかが垂れる感覚が。

「やだ！　もしかして尿モレ……？」

焦ったけれど、何かが違う。拭いても拭いても、再びポタポタと垂れてきます。

「もしかして、破水……？」

そう思い、慌てて大学病院に電話をしました。

それと同時に、もしかしたらしばらく動画を上げられないかもと思い、寝起きのボロボロの状態で「破水しました」という報告シーンを撮影する冷静さもありました。

病院に電話を入れると今すぐ来るように言われました。

「もうすぐ会える！」と嬉しい反面、どうなるのかな、大丈夫かな、と不安な気持ちも入り混じりながら、用意してあった入院バッグを持ち、コクーンと車に乗り込みました。

本格的な痛みも来ていなかったので「これが陣痛なのかなぁ？」「意外と大丈夫かも！」なんて余裕をかましながら病院に向かいました。

病院に到着。待ち受けていた看護師さんからすぐさま「荷物をもらいます」「旦那さんは診察室には入れません！　ご自宅でお待ちください」と言われ、思いがけず一瞬にして離れ離れにされてしまいました。この頃はコロナ禍真っ只中。ほとんどの病院では、面会や出産の立ち会いが厳しく制限されていたのです。

「……連絡するね！」

「うん、うん」

言葉を交わす暇もないくらい一瞬の別れ。コクーンは戸惑ったような表情で、うなずきながら励ましを送ってくれているようでした。

コロナ禍でなければ、出産の大変さを目に焼き付けてもらおうと立ち会い出産を確実に希望していたと思いますが、それは叶わぬ夢に。ここから、私の長い長い孤独な戦いが始まります。

すぐにコロナのＰＣＲ検査をし、結果が出るまで何十分か待つことに。そして、エコーで子宮内の様子を見たり、お腹の張り具合を測る心電図のようなものを付けられ、横になって過ごします。その間、マスクは必ず着けていなくてはならなくて、息苦しさを感じていました。

そこから約2時間ほどして、先生から、

「破水してますね。まだ子宮口は開いていないけど、お産に入る準備をしましょう」

そう言われ、即入院することに。それまでいた診察室から病室へ案内されました。


そのとき、看護師さんから「出産まで飲食ができないから、今のうちに何か食べておいたほうがいいですよ」と言われ、持っていたクリームパンを食べることに。

「クリーム部分は食べちゃダメですよ」

ということでクリームパンのパン部分をちぎってちびちびと食べることに……。無痛分娩（※15）をお願いしていたので、この後に入れる麻酔の関係で飲食に制限があったようです。でも、このときは食べたクリームパンの外側を最後に、33時間におよぶ出産に飲まず食わずで挑むことになるとは、このときはまったく予想していなかったのです……。


朝9時頃、陣痛はなんとなく感じながらも、まだ子宮口が開かない……。陣痛がなかなか進まないので陣痛促進剤（※16）を入れることとなりました。おかげでだんだんと強い陣痛を感じるように。それでも一向に子宮口が開いてくれない。看護師さんからはとにかく歩くように促されました。

そこから私は、病室内や廊下をヒーヒー言いながらひたすら行ったり来たり。「ぽぽちゃん、早く下りてきて！」と念じながら、ただただ必死に歩き続けました。


長〜い廊下をもう何往復したかわかりません。夕方になると陣痛の痛みもどんどん増してきます。

痛みもしんどいけれど、もう体力が限界……！　たまらず看護師さんに訴えました。

「もう歩けません！」

お腹にズドーンと隕石が落ちてきたような、鉄球が入っているかのような激痛が数分感覚で襲ってくるのです。重たい、苦しい、痛い！　それに加え、普段のウォーキングでも歩かない距離を歩かされるなんて、拷問……？　陣痛は想像をはるかに超える痛みで、早くも心が折れそうな私。

こんな痛みが続いているのに、子宮口はまだ1㎝しか開いていませんでした。


どうやら聞いた話によると、年を重ねると子宮口が硬くなる人が多いんだとか。そのため、高齢妊婦は難産になることが多いようです。私も例に漏れず、子宮口が硬いタイプだと判明。

ただ陣痛はかなり来ているということで夜7時頃、分娩室に移動することに。無痛分娩の準備のため、腰から麻酔を入れてもらうと陣痛の痛みは徐々におさまっていきました。

ホッとしたのも束の間、今度は先生の内診。これがもう、のけぞるほど痛い。硬い子宮口をどうにか開かせるため、力を込めてグリグリと……。まるで子宮を引きちぎられるような痛みでした。これを2時間に1回くらいの頻度で繰り返しました。


数時間が経った頃、麻酔を最初に入れてラクにはなったものの、それと共に陣痛の感覚がよくわからなくなってきてしまいました。

「これだとお産が進まないので、麻酔を中断しましょう」

ということになり、再びぶりかえす痛み……。お産が進んだらまた麻酔を入れ、また陣痛が遠のいては中断し激痛再開。これを何度も繰り返し、もうこの時点で満身創痍になっていました。

「体力も限界でしょう。少し休みましょう」

先生のこの一声で、一旦睡眠を取ることになりました。おそらく深夜0時に差し掛かる時間だったのかなと思います。


そのとき私は、視聴者さんにプレゼントする予定だった「赤富士」のことを思い出しました。陣痛中の妊婦が描いた赤い富士山の絵には子宝のご利益があるということで、妊活を頑張っている視聴者さんのために必ず描こうと決めていたのです。


あらかじめ看護師さんにも伝えてあったため、

「仮眠から覚めたら本格的に分娩に入りますので、描くなら今のうちです」

と教えていただき、陣痛に耐えながら、用意していた色紙に分娩台で24枚ほど描くことができました。描き上げられたことにひと安心した私は、硬い分娩台の上でタオルケットをかけられ、気を失うように眠りにつきました。

※15 出産時の痛みを和らげるために麻酔を用いる方法。脊椎の近くに細い管を入れ、そこから局所麻酔薬を注入する硬膜外麻酔が主に使われる
※16 出産時に子宮の収縮を促す薬。陣痛が弱い場合や分娩進行が遅れている場合に使用され、出産を進めやすくする目的がある

エピソード 11 〝ご飯のお供〟が欲しかった

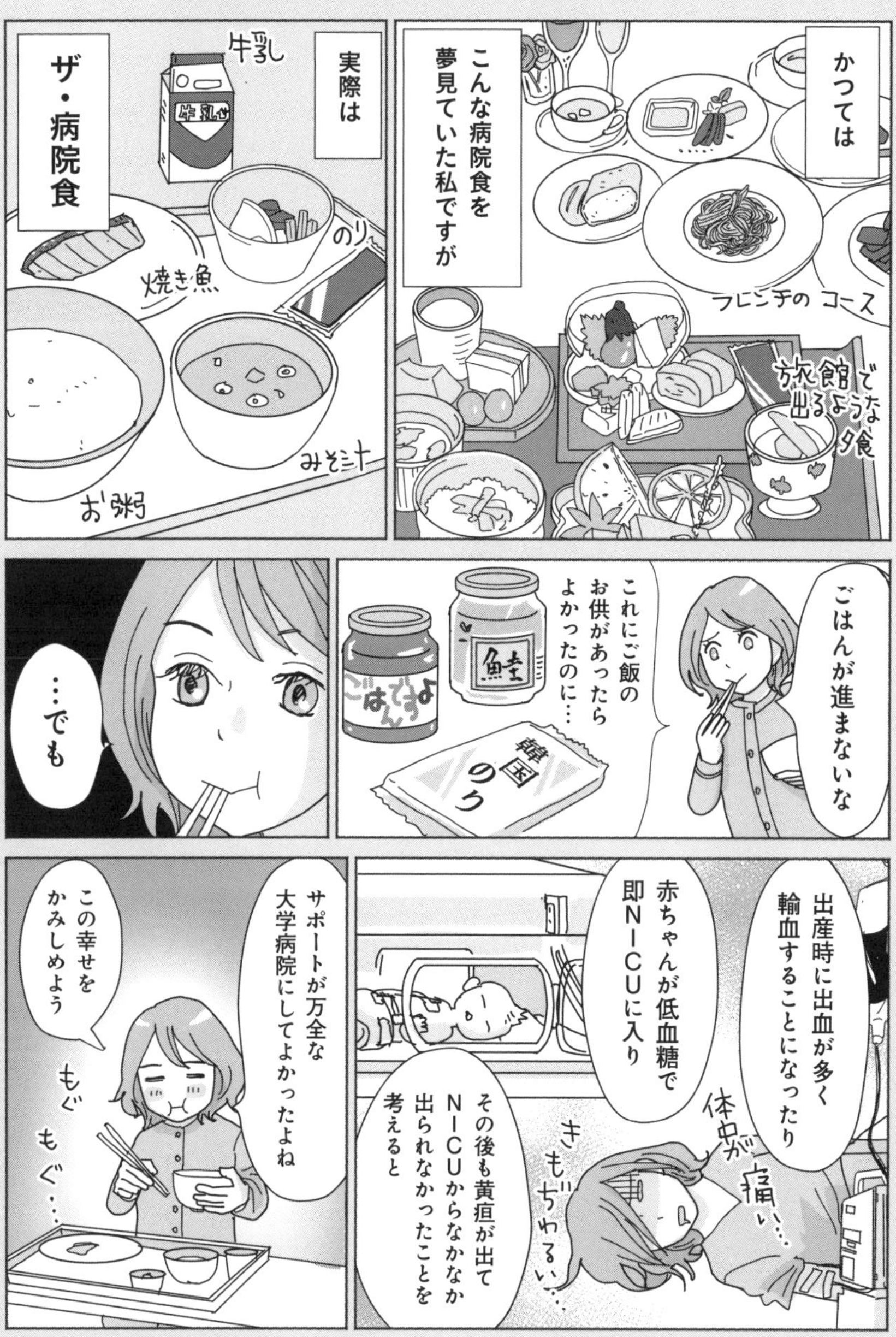
かつては
こんな病院食を夢見ていた私ですが
フレンチのコース
旅館で出るような夕食
実際は
ザ・病院食
牛乳
牛乳
のり
焼き魚
みそ汁
お粥
ごはんが進まないな
これにご飯のお供があったらよかったのに…
鮭
ごはんですよ
韓国のり
…でも
出産時に出血が多く輸血することになったり
赤ちゃんが低血糖で即NICUに入り
体中が痛い…
きもちわるい…
その後も黄疸が出てNICUからなかなか出られなかったことを考えると
サポートが万全な大学病院にしてよかったよね
この幸せをかみしめよう
もぐもぐ…

やっと会えた……！分娩室をついに脱出

目を覚ますと2時間ほどが経っていました。もう少し眠りたい……。でも、数十分おきに先生や看護師さんが来て処置をしてくれるので、なかなかまとまった時間眠ることができません。

ここからはお産を進めるため、引き続き陣痛促進剤を入れながら、麻酔を中断して子宮口が開くのを待つことに。内診グリグリの回数も多くなっていきます。前の晩、背中に麻酔の管を入れた以降は尿道に管を刺して尿を出さなくてはならず、その処置も私にとって、つらかったです。

さらに数時間が経過し、昼になりようやく、3cmまで開きました。でも、赤ちゃんは10cmまで開かないと出てこられないとのこと。本当に産めるのかな……？　そんな不安が頭をよぎります。

夕方4時頃。ついに先生から、

「分娩に時間がかかりすぎて、このままだと赤ちゃんの感染症のリスクが高まってしまうから、あと1時間経っても子宮口が開かなければ帝王切開にしましょう」

との宣告が。もうこのときは「産み方とかはなんでもいいです。限界です……」というのが正直

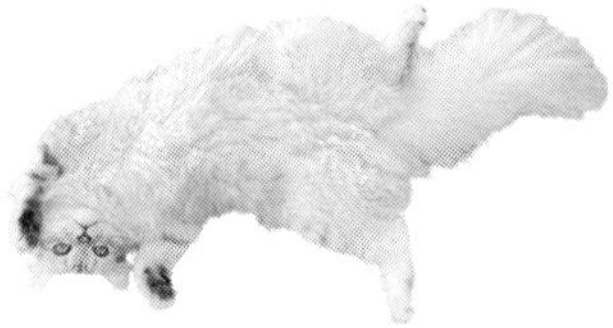

なところでした。

しかしここにきて、先生がこれまでにも増して懸命にグリグリを開始。すると……子宮口が10㎝まで開いたんです！


先生に「10㎝開きましたよ！」そう言われた瞬間、私はもうたまらず、安堵から声をあげて大号泣してしまいました。ついにぽぽちゃんに会える！　と、すでにゴール直後のマラソンランナーかのような私に、看護師さんがビシッと一言。

「これから始まるんですよ！　泣いてる場合じゃないですよ！」


そして夜7時頃、ようやく無痛分娩の麻酔が再開されました。

助産師さんの「鼻からゆっくり吸って〜」「口から細くゆっくり吐いて」「はい、いきんで！」という言葉に合わせて、何度かいきみにトライしました。


だけどやっぱり、出てこない。すると先生が意を決したように……。

「吸引します！　吸引分娩にします！」

と宣言。気がつくと10人以上の医療スタッフに囲まれていて、あわただしく準備が進められていきました。そして腕まくりをした先生が「頑張りましょう」と言って、私のお腹に全体重をかけて、ギューッとのしかかってきたのです。

「ぐるじい！　重い……！」

息もできないし、その圧で目玉が飛び出るかと思いました。こんなの聞いてないし、ドラマでも見たことないんですけど……⁉（当たり前）。思わず目をつむると「目をつむっちゃダメ！」「おへそのほうを見て！」と。私も必死だけど、先生たちも必死。

これを何回か続けたのち、

「はい、頑張って！　次で赤ちゃんを外に出してあげましょう！」

その直後、

「頭出ました！　体が出てきましたよ。はい、生まれましたよー！」

ぽぽちゃんが生まれた瞬間、呆然と天井を見上げたのは覚えています。声も出ず、放心状態のなかで、ふと産声が聞こえてこないことに気づきました。


私が「あれ？」って思ったのが先か。ぽぽちゃんが「おぎゃー」って泣いたのが先か。とにかく泣き声を聞いた瞬間、目から涙がつーっと流れました。それからすぐ私の顔の横に連れてきてもらえた小さな命。あなたがお腹の中にいたのね……。そのときはまだ信じられない気持ちでした。

こうして11月13日、夜9時41分、ついに私は３５００gの男の子を出産しました。


ぽぽちゃんとの写真を撮影してもらった直後、黄疸（※17）が出ているためＮＩＣＵ（新生児集中治療室）に入ることに。安堵したのも束の間、心配で不安でたまりませんでした。

ぽぽちゃんがいなくなって分娩室に残った私は、出産時に１・５Ｌもの出血があり、輸血を開始。

分娩室でまさかの2晩目の夜を迎えました。当時のコクーンとのLINEを見返してみると、夜10時すぎにこんなやりとりをしていました。

私「生まれた……信じられない……」
コクーン「あいり、頑張ったね。本当にありがとう」

たった一言ずつの会話でした。

壮絶な出産を終え、体はボロボロ。意識はまだ朦朧としていました。すぐに眠れるかと思いきや、なぜか全然眠れない……。

思い起こせばクリームパンのふちだけをかじってから丸2日間、飲まず食わず。あまりの空腹感で吐き気に襲われました。点滴で吐き気止めを入れてもらえたのですが、まだ食べてはいけないとのことで、薄暗い分娩室で何度も何度も「吐く〜、助けて〜」と言っていたのを覚えています。

そのまま朝を迎え、分娩室にやっと朝食が運ばれてきました。おそらく朝7時頃でしょうか。豪華なメニューとは決して言えませんでしたが、お味噌汁が沁みました。その後、看護師さんが車椅子を持ってきてくださり、**33時間過ごした分娩室をついに脱出……!**　病室へ移動できました。

※17　新生児の黄疸は、血液中のビリルビンという物質が増えることで皮膚や目が黄色く見える状態。生後2〜3日目に多く見られ、ビリルビンを分解する肝臓が未発達なため処理が追いつかないことが原因

エピソード 12

産後ガードルがはけない!

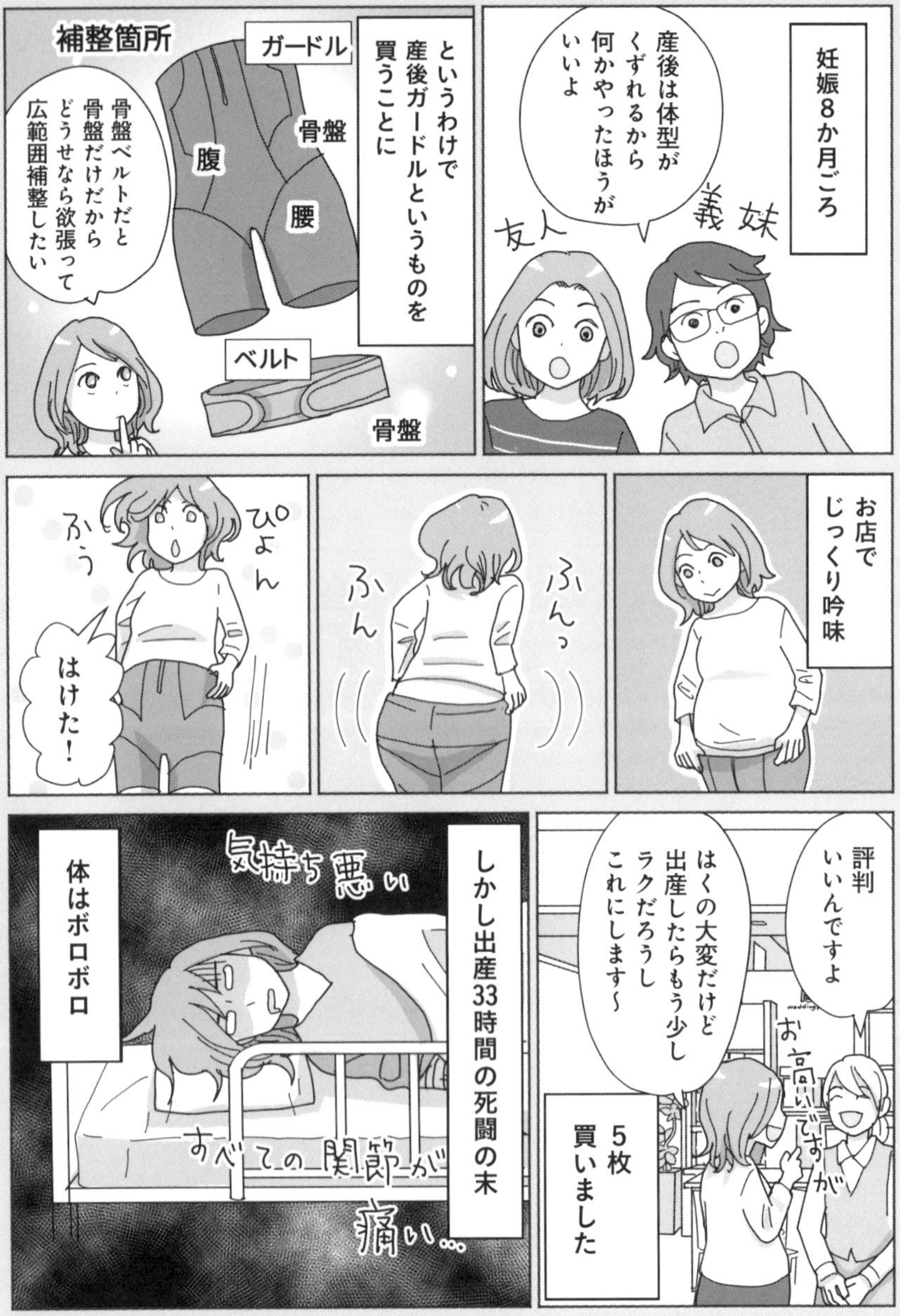
妊娠8か月ごろ
産後は体型がくずれるから何かやったほうがいいよ
義妹
友人
というわけで産後ガードルというものを買うことに
補整箇所
ガードル
骨盤
腹
腰
ベルト
骨盤
骨盤ベルトだと骨盤だけだからどうせなら欲張って広範囲補整したい
お店でじっくり吟味
ふんっ
ふん
ぴょん
ふぅ
はけた!
評判いいんですよ
お高いですが
はくの大変だけど出産したらもう少しラクだろうしこれにします〜
5枚買いました
しかし出産33時間の死闘の末
体はボロボロ
気持ち悪い
すべての関節が
痛い…

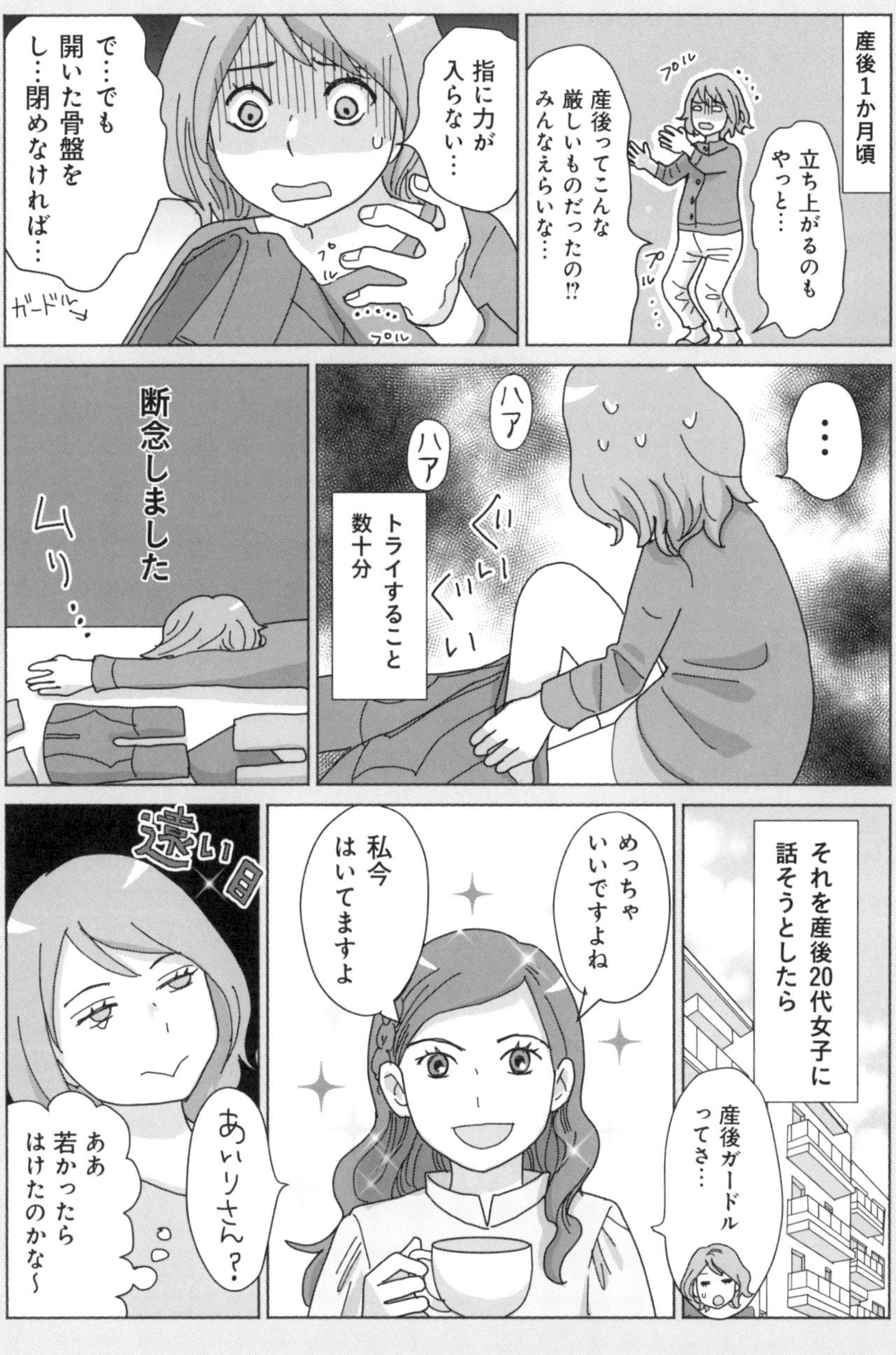
産後1か月頃
立ち上がるのもやっと…
産後ってこんな厳しいものだったの⁉
みんなえらいな…
プル
プル…
指に力が入らない…
で…でも開いた骨盤をし…閉めなければ…
ガードル
プル
…
ハア
ハア
トライすること数十分
ぐいーぐいー
断念しました
ムリ…
それを産後20代女子に話そうとしたら
産後ガードルってさ…
めっちゃいいですよね
私今はいてますよ
あいりさん？
遠い目
ああ若かったらはけたのかな〜

あまりに体がボロボロで鍼灸院に駆け込む

出産の翌日、鏡を見ると顔がパンパンに腫れていて、足も今までに見たことがないくらいに腫れ上がっていました。体の節々が痛むなか、NICUにいるぽぽちゃんに会いにいくことになりました。重度の貧血のため車椅子で連れて行ってもらうと、保育器の中ですやすやと眠るぽぽちゃんが。

車椅子に座ったまま抱かせてもらうと、ずっしりと感じる重み。でも自分の息子なんだという感覚はまだ湧いてこなくて、なんだか信じられないような気持ちでした。

看護師さんの「たくさんミルクを飲んでくれるんですよ！」という言葉に、まずはホッとしました。産後すぐに母乳をあげられると思っていたのですが、すぐには出ず、その日から母乳が出るよう、自分で乳腺マッサージを試みました。

マッサージをした後、搾乳機をつけてしぼってみる。でも一滴も出ない……。それを何度も繰り返し、3日目くらいにちょっとずつですが、出るようになりました。ほんの少しの、貴重な母乳。

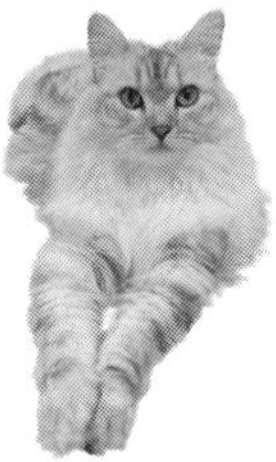

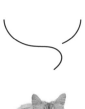

それをぽぽちゃんがいるNICUに届ける日々が始まりました。

一般的には出産日を入れて早くて4日ほどで退院できるそうなのですが、私は回復に時間がかかり、退院まで1週間かかってしまいました。搾乳とぽぽちゃんの面会以外はほぼ寝たきりで、出産直後からずっと輸血が続いていました。それでもとてつもなく体がしんどいような状態で「これで育児なんてできるの……?」という不安が湧いてきます。

そうして出産から1週間経ってまずは私だけが退院しました。本当はぽぽちゃんと一緒に退院したかったけれど、先生の判断でぽぽちゃんは入院がのびることになったのです。

ひと足早く退院をした私は、この後に退院するぽぽちゃんを迎えるための準備をしてから、鍼灸院の予約をしました。とにかくこのガタガタの体をどうにかしたい！　その一心でした。退院日当日、鍼灸院を訪れた私の体を見るなり、先生が一言。

「瀕死状態だね」

出産の壮絶さが体に表れているとのことでした。血のめぐりが悪く全身がむくみまくりで、スニーカーさえ履けない。肩こりや腰痛はもちろんのこと、全身の関節という関節がギシギシ痛む……。翌日に退院できた3kg台のぽぽちゃんを抱っこすることもままなりませんでした。

退院して3日後、2週間後とぽぽちゃんの健診が細かく続き、そのための用意や移動もつらかったです。

母親として、ちゃんとしてあげたいのにしてあげられない。体が元に戻らなかったらどうしよう……。コクーンや義妹にたくさん手伝ってもらいながら、私はなんとか授乳と、できる範囲の家事をこなしました。

その一方で、もちろん念願の赤ちゃんが我が家に来てくれた幸せを噛み締める日々でもありました。小さくて柔らかい手に触れたり、寝顔を眺めながら、

「生まれてきてくれてありがとう」

そう、何度も何度も伝えていました。

怒涛の日々を送っていると、あっという間に1か月が経ちました。そのころにはぽぽちゃんの黄疸の数値も良くなり、体重は4600gを超えていて、順調に育っていることに安心しました。それに比べて私はまだ全身がひどく痛み、処方してもらっていたロキソニンが手放せない日々を送っていました。

出産までの期間ももちろん大変だったのですが、私の想像と一番かけ離れていたのが、この産後の体調の悪さでした。もちろん高齢出産なのでそれなりに覚悟はしていましたが、まさかここまでとは想像できませんでした。妊娠前からもっと体力作りをしておけばよかったなんて思っても、完

全に後の祭り。

一日一日をなんとか乗り切りながら3か月ほど経つと、完全に元通りと言える状態とはほど遠いものの、気温も少しずつ上がり始め、やっと「散歩に行こうかな」と思えるくらいになりました。

家族3人で初めての外出。近所を十数分ぐるっとまわるくらいの散歩でしたが、ぽぽちゃんはずっとすやすや寝ていました。

この頃もまだ体の節々が痛かったですが、一歩一歩を大切に、大切に歩きました。

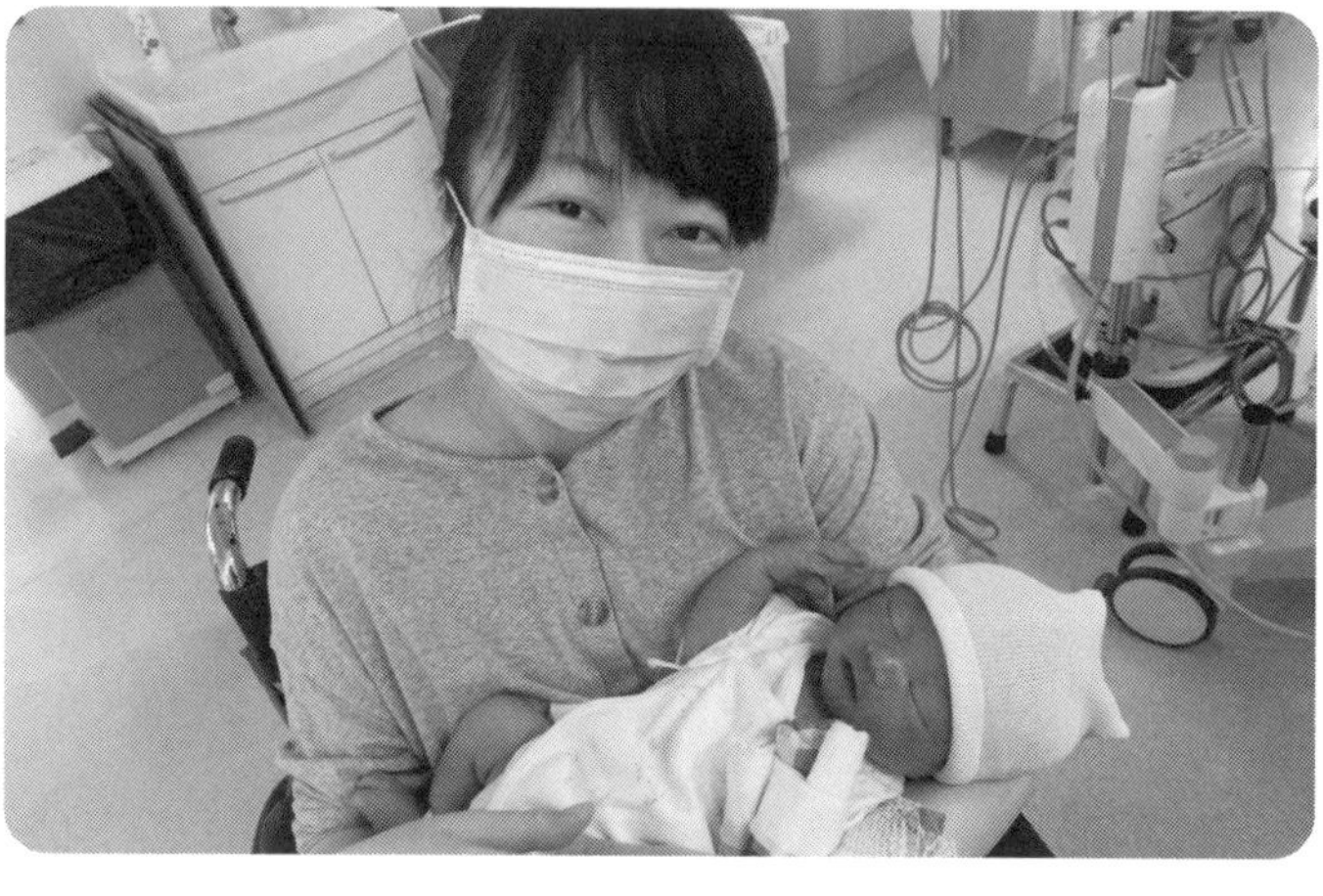

出産の翌日、NICUにいるぽぽちゃんと初対面。コロナによる面会制限でコクーンと一緒に会いにいくことは叶わなかった

無痛分娩って痛みがゼロになるの？

二子玉川女性のクリニック院長
佐賀絵美

近年、先進国では麻酔を用いて陣痛の痛みを和らげる「無痛分娩」が主流となっていて、フランスでは8割、アメリカでは7割、イギリスでは6割の妊婦さんが無痛分娩を選択しています。では日本はというと、なんとわずか1割程度と諸外国に比べてなかなか広まっていません。

理由は「お腹を痛めて産んだからこそ愛情が生まれる」といった古い価値観が根強く残っていることが大きいでしょう。実際にはそんなことはなく、この説は専門家によって「科学的な根拠はない」と否定されています。

また、現状（2025年3月時点）では保険が適用されず、自然分娩に比べ10万～20万円ほど費用が高くつくこともハードルになっています。このことから、助成を始める自治体も出てきています。

そもそも無痛分娩とは、背中から細い管を入れ、麻酔薬を注入することで、お腹から下の感覚をにぶくして痛みを和らげる方法です。メリットはもちろん痛みを軽減できること。それによって体力の消耗も少ないとして、高齢妊婦さんからも関心が高まっています。デメリットは麻酔によって陣痛の感覚がわかりにくくなり、分娩時間が長くなることです。また、ときどき頭痛や発熱などの副作用が出たり、妊婦さんの体質によって麻酔が効きにくいことがあります。

無痛分娩とひと口に言っても、その内容は病院の方針によってさまざまです。大きく分けると、自然に陣痛が来てから麻酔をおこなう「自然無痛分娩」と、あらかじめ入院日を決めて陣痛を促す「計画無痛分娩」の2パターンがあります。

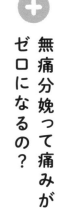

無痛分娩のメリット・デメリット

メリット

- 痛みの軽減
- 産後の体力の回復が早くなる

デメリット

- 自然分娩より時間がかかることがある
- 麻酔による副作用が出ることがある
- 効きにくい人もいる

さらに痛みを取り除く度合いもさまざまで、痛みを和らげつつあえて残す方法や、痛みを最大限に取り除くことを目指す方法があります。前者を「和痛分娩」、後者を「完全無痛分娩」と言ったりしますが、病院によって表現もさまざまなので、希望するのであれば早めに相談し、方法を確認するようにしましょう。痛みの感じ方も人それぞれなので「完全無痛分娩」だからといって痛みがゼロになるとは言い切れないのが正直なところです。

あいりさんのケースでは無痛分娩を実施したにもかかわらず、結果的にはかなりの痛みを感じたとのことでしたね。お産が思うように進まないと赤ちゃんにも負担がかかってしまうため、麻酔の量やタイミングを加減しているうちに痛みが出てしまうことは、やはりあるようです。

出産というのはそれだけ、何が起きるかわからないもの。自分がしたいお産やリスクを踏まえて検討してもらえたらと思います。

COLUMN 3

夫・コクーンの本音を聞いてみた！

―Q1― 不妊治療中、妻がイライラしていたときにどんなふうに感じていた？

コクーン　不妊治療の投薬の副作用でホルモンバランスが乱れやすいと本人から聞いていたので、イライラすることは仕方がないと考えていました。

なので、ときどき感情をぶつけられることはあってもあまり真に受けることはなく、こちらから怒り返すこともなく、妻の言葉をひたすら聞いていたと思います。

―Q2― 不妊治療中、喧嘩に発展したことはある？

コクーン　正直、喧嘩した覚えはありませんが、家事の分担について、あいりの負担が大きいことをよく指摘されていました。伝えてくれたことで初めてあいりに負担がかかっていることに気づきました。とくにあいりが会社勤めを辞めてYouTube一本になり、家にいる時間が増えたことでさらに家事の負担が大きくなってしまっていたので、投薬の影響もあったのかもしれませんが、しょっちゅう怒られていました……。

そういうときは家事の分担を決めたり、見直したりして、なるべく喧嘩にならないよう話し合っていました。

―Q３―不妊治療中、妻が落ち込んでいたときはどんなふうに感じて、何を心がけていた？

コクーン　あいりが決めたことに対して、基本的に「やめよう」とか「こうしよう」とか言わずに、あいりの意志を優先することを心掛けていました。あいりの性格上、例えば僕が「子どもが欲しい」と言えば、それがプレッシャーとなり追い詰めてしまうと思ったからです。

逆に「子どもはいらないから不妊治療はやめよう」ということも、あいりが心の底から子どもが欲しくて頑張っていることを知っていたので、口にすることはありませんでした。何か言葉をかけるというよりは、話を聞くことに徹するようにしていました。

とくに一度目の流産のときは、あいりは毎日泣いていて、かなり気分が落ち込んでいたので、一緒にいる時間を増やすようにしました。定時で帰宅したり、有給を取って手術をおこなう病院に付き添ったり、話を聞いたりしていた記憶があります。

―Q４―大変な治療を隣で見ていてどう感じていた？

コクーン　まず、治療のために膨大な時間が奪われることに驚きました。クリニックによっては診察を一度受けるだけでも2〜3時間待たなければならず、それだけで半日潰れたりしますし、採卵や移植はあらかじめ日程を決められないため、仕事との両立もかなり難しい印象を受けました。

さらに、採れる卵子を増やすための注射を自分でお腹に刺している姿を目の当たりにしたり、病院での注射や移植や採卵のときの痛みなどを毎回教えてくれていたので、これは精神的にも体力的にもダメージが大きいと感じていました。

―Q5― 治療に多額のお金がかかることについてはどう思った？

コクーン　当時は保険の適用がなく全額自費だったので、ひと月の治療で30万〜40万円単位でお金が飛んでいくこともザラにありました。はじめは「こんなにお金がかかるんだ」と正直ビックリしました。助成金もありましたが、回数制限があったためすぐにそれでは賄えなくなりました。

ただ二人で働いていたため、なんとか不妊治療を受けられるお金があったことと、なによりあいりの意思が強かったので、続けられる限りは続けていこうと思っていました。

―Q6― どんなことが妊娠に良い影響を与えたと思う？

コクーン　あくまでも僕の憶測ではありますが、2つあったように思います。

一つは、ストレスの軽減。不妊治療中によく耳にする「子どもを諦めたら妊娠した」といった話にも通じますが、治療の辞めどきを夫婦で決め、徐々に「子どもがいない生活」を意識しはじめたことで精神的に落ち着いたことは大きかったと思います。

もう一つは、血流改善。従来からおこなっていたウォーキングに加え、足ツボやストレッチ、ジムでの筋トレを行うようになったことで、血のめぐりが良くなり、体調も安定していきました。

もちろんすべての人に当てはまることではないと思いますし、これが妊娠に直結しているかもわかりませんが、不妊治療を辞めたときに後悔しないように、なんでもチャレンジしてみよう、最後までやり切ってみようと思っていました。

─Q7─ 我が子が誕生したとき、どう思った？

コクーン　産まれた瞬間はコロナの影響で立ち会えませんでしたが、産まれたときの様子を助産師さんが写真でおさめてくれていて、その写真が送られてきたときは涙が出たのを覚えています。頑張ってくれたあいりへの感謝と、赤ちゃんが無事に産まれてきてくれたことにホッとする二つの感情が入り混じっていました。

一度目の流産のときのあいりの憔悴していた姿が強く心に残っていたので、産まれてきてくれたことでやっとあいりが報われたという感覚が大きかったです。

─Q8─ 子育ては想像と比べてどうだった？

コクーン　産まれる前にはあまり子育ての想像をしていなかったので、ぽぽちゃんが我が家にやってきてから一つ一つ身を持って体感している感じです。

特に子どもの「できない」が「できる」に変わ

っていく瞬間は、結構感動したりしています。ときどき、どう接したら良いか迷ったときは、自分が小さいころはどんな感情だったかを思い出して、なるべくそのときにしてほしかったことをするようにしています。

そう思うと、自分の親は根気よく付き合ってくれていたなぁと思い出したりしますね。

―Q9― 不妊治療中の、コクーンと同じ立場の方に伝えたいことは？

コクーン よくYouTubeの動画に「夫が不妊治療に協力的でないが、どうしたら良いか」「自分（妻側）だけが頑張っているように感じ、夫は治療に対して他人事」といったコメントをいただくのですが、不妊治療で一番大切なことは「一緒に治療をしている」という感覚がお互いに持てるかどうかだと思います。

僕ら側が投薬や採卵といった治療を代わることはできません。でも、一緒にクリニックについて行くと「待ち時間の長さ」に気付けたり、採血後にガーゼを当てていたりする姿を目の当たりにします。それによって、女性がおこなっている治療や、感じている痛みに理解や共感ができると思います。

不妊治療、妊娠、出産は本当に女性の負担が本当に大きいので、治療の様子や相手の言葉にじっくり目や耳を傾け、とにかく相手の意志を尊重して動くのが一番だと思います。

4章

育児編

エピソード 13

高齢育児はつらいよ

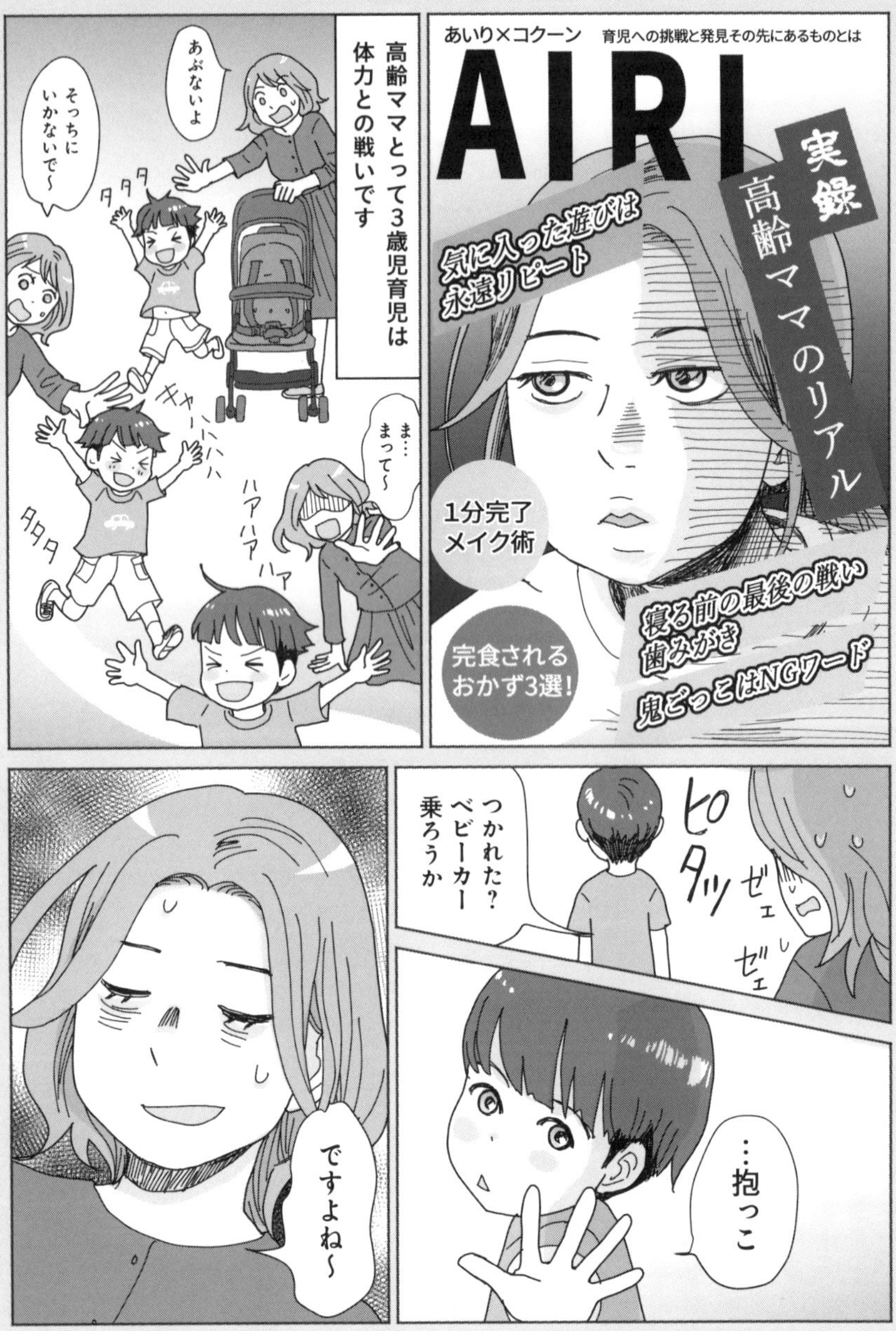
あいり×コクーン
育児への挑戦と発見その先にあるものとは
AIRI
実録
高齢ママのリアル
気に入った遊びは
永遠リピート
1分完了
メイク術
寝る前の最後の戦い
歯みがき
鬼ごっこはNGワード
完食される
おかず3選！
高齢ママとって3歳児育児は
体力との戦いです
あぶないよ
そっちに
いかないで～
タタタ
キャハハハハ
ま…
まって～
ハアハア
ハア
タタタ
つかれた？
ベビーカー
乗ろうか
ピタッ
ゼェ
ゼェ
…抱っこ
ですよね～

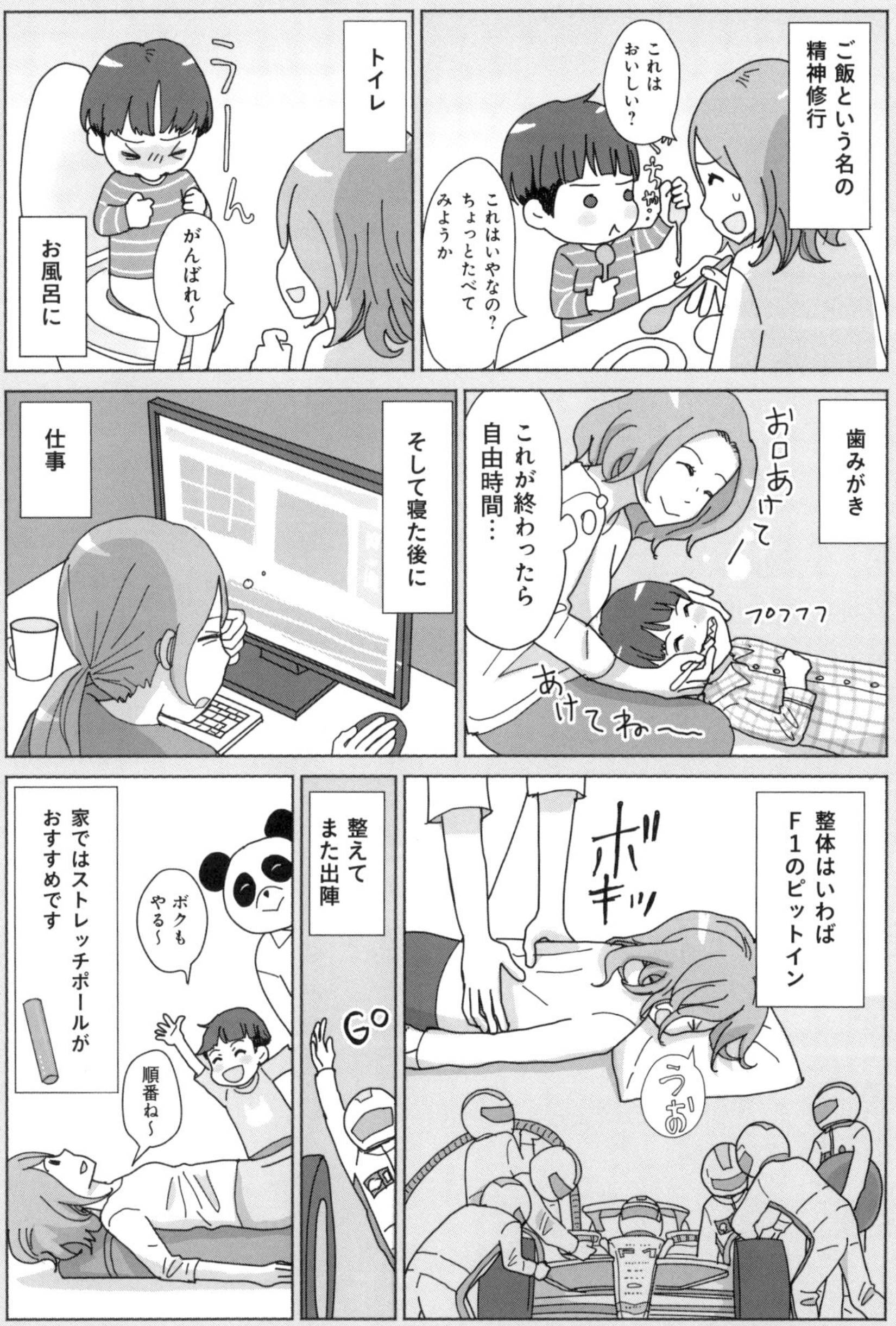
ご飯という名の精神修行
これはおいしい？
これはいやなの？ちょっとたべてみようか
トイレ
うーん
がんばれ〜
お風呂に
歯みがき
お口あけて
これが終わったら自由時間…
あけてね〜
そして寝た後に
仕事
整体はいわばF1のピットイン
ボキッ
うお
整えてまた出陣
GO
家ではストレッチポールがおすすめです
ボクもやる〜
順番ね〜

高齢育児は想像以上に大変だけど

ぽぽちゃんは現在3歳。ようやくイヤイヤ期を卒業し、言葉の発達は少しゆっくりですが、かなり意思疎通ができるようになってきました。

0歳のときは泣けばミルク、オムツ替えに寝かしつけの繰り返しでしたが、1歳、2歳と成長していくと、ぽぽちゃんのなかに芽生えた自我に言葉が追いつかず、「何をしてほしいのかわからない！」と私も途方に暮れることが多かったです。

でも今は「これはイヤ」「あっちに行きたい」などジェスチャーを交えて自分の気持ちを必死に伝えようとしてくれるので、とてもコミュニケーションがとりやすくなりました。

一方で、こちらの忍耐力と体力を常に試される大変さも想像以上に感じています。ぽぽちゃんは今、洋服へのこだわりがとても強くて、トップスは青かボーダーしか着ないし、ズボンも絶対に青じゃないとはきません。登園前にお気に入りのミニカーで遊び始めるとなかなか出発できません。

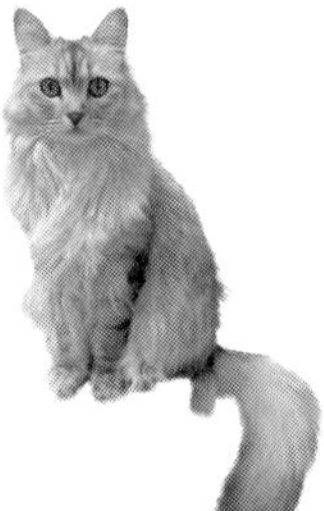

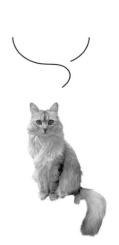

服を着替える、家を出る、たったそれだけのことなのに、時間もメンタルも削られるこの感じ。文字で書くと「なんだ普通のことじゃない」と思われるかもしれないのですが、これが地味に大変なのです（笑）。

当たり前ですが、「ちょっと待って」は通用せず、「やりたいことはすべて、今やる！」、そんな子どものパワーに圧倒される毎日です。

もちろん、ぽぽちゃんがいない人生なんて考えられません。でも、夫婦二人で暮らしていたときも、すごく恵まれていたんだな、どちらでも幸せなんだなって振り返ることもあったりします。

そんななかで、私がいつまでも大事にしていたいなと思うのが「ぽぽちゃんの気持ちを尊重する」ということ。これまでの人生が長いこともあって、つい自分のものさしで決めつけて、ぽぽちゃんがやることに口を出してしまいそうになることがあるのですが、それだけはなるべくしたくない。もちろん危険なことや、人に迷惑をかけることはダメと教えないといけないけれど、それ以外のことは自分に正直に、自由に生きてほしいと思うのです。

言葉で言うのはとても簡単ですし、私自身この歳になってもまだまだ成長しなきゃいけないところがたくさんあるので、これからもぽぽちゃんと一緒に成長していきたいです。

たどたどしい喋り方やふとした仕草がほほ笑ましい3歳の男の子。彼が生まれる前には感じたことのない幸せを感じさせてもらっています。

まだ幼い息子を見ていると、もちろん幸福感もありますが、それと同時に年齢による不安を感じることも事実です。ぐんぐん成長していく彼を、私は何歳まで元気に見守ることができるのだろうかと。その心配はきっと、なくなることはないのかなと思います。

私が自分に課していること。それは、一年に一度、必ず人間ドックを受けること。そして何か見つかれば、きちんと治療を受けること。ストレスを溜めすぎず、日々健康に気をつかうこと。

彼がハタチになるまでは元気でいたい。

できることなら彼が若いうちは迷惑をかけたくない。

彼が幸せだと思う日々を、陰ながらでもいつまでも見届けたい。

ささやかな夢ではありますが、それが私の生きる糧になっています。

そしていつも私たち家族を温かく見守ってくださる皆さまに、これからもできる限り私の人生を共有しながら、笑顔を届けられるように邁進していこうと改めて心に誓いました。

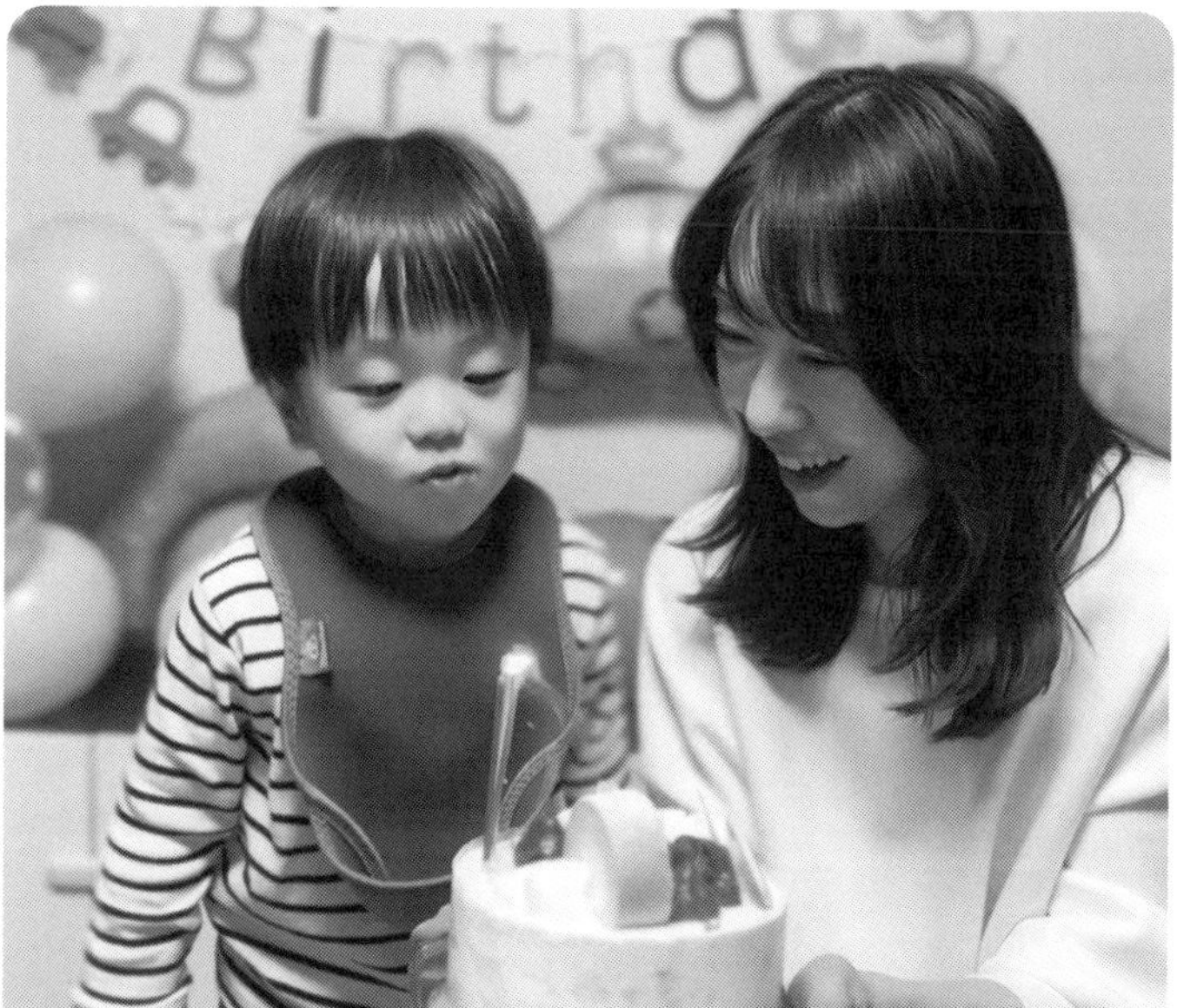

ぽぽちゃん３歳の誕生日にて。1年前にはできなかったロウソクの火消し。この歳にはできるようになり、１年の成長ってすごいなぁと感動！

おわりに

この本を手にとっていただき、ありがとうございました。

ここまですべてを明かすことに、実は少し躊躇もしたのですが、少しでも参考になることや勇気につながること、そして笑顔になることをお届けできていたら嬉しいです。

私はつらい不妊治療を経て妊娠、出産を経験しましたが、それが必ずしも〝正解〟だとは思っていません。

私は長らく〝世間の常識〟にとらわれ、20代半ばで結婚して子どもを作らなければいけないと思ってきました（しかも2人以上）。その呪縛からずーっと抜けられず、子どもがいない私は不幸だと自分を責め続け、苦しんできました。

もちろん息子は私にとってかけがえのない宝物であり、今とても幸せです。でも心から思うのは、

〝どんな人生であってもすべては自分次第で「幸せ」になる〟

ということです。つらい現実があっても、私たちはいつだって幸せに向かって生きている。もし他人と比べて自分を不幸だと感じるなら、今すぐ他人の情報からは目を背け、自分に目を向けてほしいです。

「他人からの意見」と「他人との比較」はエンドレスで、現在48歳の私も「二人目は？　兄弟がいないとかわいそう」と言われたりします。でも、幸せを決めるのは他人ではなく自分なのです。

歳を重ねるにつれて体の節々に痛みが出て、嫌でも老化を感じています。友達と会えばいつも健康の話ばかりしていますが「自分なりの幸せ」のためにも、いつまでも元気でいましょう！

改めまして、いつも応援してくださる皆さま、ありがとうございます。そして今回この本に携わってくださった皆さま、ありがとうございました。

この本を通じて、たくさんの方に笑顔が伝染してくれたら嬉しいです。

著　者　あいり

1976年生まれの動画クリエイター。40歳からYouTuberとして活動を開始し、「笑顔は伝染する」をモットーに、メイクやファッション、ライフスタイルに関する動画を投稿している。とくに「1分メイクチャレンジ」シリーズは国内外で話題となり、SNS総フォロワー数は150万人に達している。私生活では2021年に45歳で男児を出産。現在は育児と発信活動を両立している
YouTube：@airi_official
Instagram：@airi_happy
TikTok：@airichannel46

監修医師　佐賀絵美

二子玉川女性のクリニック院長、日本産科婦人科学会認定 産婦人科専門医、母体保護法指定医。産婦人科医師として数々の総合病院に勤務し、お産から婦人科がんの手術まで、臨床経験を積む。些細な症状を含む女性の悩みを広く解決する女性のホームドクター、かかりつけ医を目指し、2023年7月に「二子玉川女性のクリニック」を開業。二児の母であり、医師としてだけでなく、一人の女性として、一人の母としての立場から診察にあたっている

45歳で初めてママになりました。
私の不妊治療・妊娠・出産のすべて

発行日　2025年4月1日　初版第1刷発行

著　者　あいり
発行者　秋尾弘史
発行所　株式会社 扶桑社
〒105-8070　東京都港区海岸1-2-20
汐留ビルディング
電　話　03-5843-8194（編集部）
03-5843-8143（メールセンター）
www.fusosha.co.jp
印刷・製本　中央精版印刷株式会社

漫画　ワタナベチヒロ
デザイン　市川さつき
撮影　山川修一
DTP　Office SASAI
編集協力　河合桃子
編集　鴨居理子

　ISBN978-4-594-09912-1